JN120333

福岡女学院看護大学が開発した

「第四の看護教材」

ミッションタウンへ
ようこそ

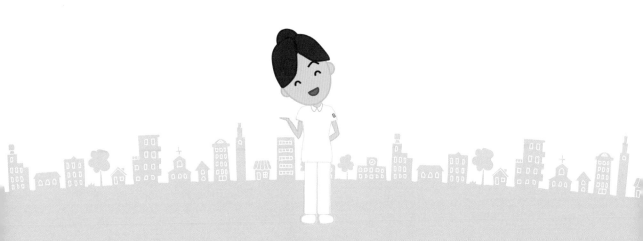

第16回日本 e-Learning 大賞　厚生労働大臣賞受賞

クオリティケア

［編集］片野 光男
［執筆］片野 光男　山田 小織　藤野 ユリ子　八尋 陽子

目次

第1部　ミッションタウンへようこそ

著者：片野光男

第2部　ミッションタウンの活用の実際

著者：山田小織　藤野ユリ子　八尋陽子

第1部

ミッションタウンへようこそ

● 発刊によせて

　福岡女学院看護大学・学長の片野光男です。

　この度は、本学が開発中の「第四の看護教材」である「ミッションタウン（以下、MT）」をご訪問いただきありがとうございます。

　MTはパソコンやスマートフォンといったWeb上に作られたバーチャルな町です。

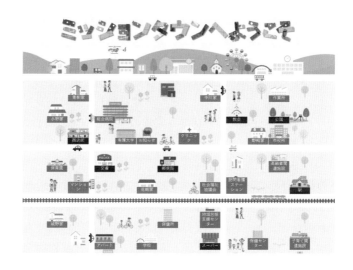

　「第四の看護教育」というのは、我々が作り出した表現であり一般的な言葉ではありません。第四という意味は、現在実施されている講義、シミュレーション教育および臨地実習に続く四番目の看護教育という意味です。

　具体的には、Web上の仮想都市MTを使い「病院や施設ではなく家庭や地域で生活する人々への看護を学ぶ」ための教育だとお考えいただければと思います。

　MTはこれまでコツコツと作り上げてきた教員たち以上に私自身が感激というか高揚感を感じている無限の可能性をも持った夢多き教育ツールだと信じています。

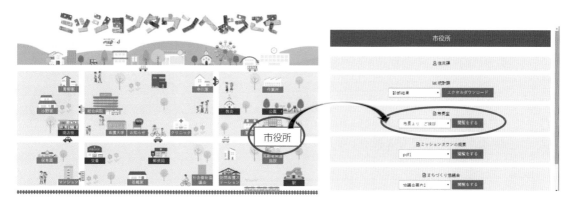

＊MTに入場し市役所をクリックすると右画面のように、住民課、統計課、まちづくり協議会などの窓口が設定されています。そこで、市長室をクリックすると市長のメッセージ（ミッションタウンへようこそ）を見ることができます。

　私は、本学の学長という立場上、幸運にもMTの市長に任命されました。このような訳で、これから皆さんをMTにご招待し町案内をさせていただきたいと思います。

　まずは、市役所の市長室をクリックしていただき、市長からの看護学生の皆さんへ送る歓迎のメッセージをお聞きいただきたいと思います。

① ミッションタウン（MT）へようこそ（市長のメッセージ）

　看護学生の皆様、バーチャルシティー（仮想都市）・MTをご訪問いただき有難うございます。市長の福岡女学院看護大学学長の片野 光男です。MTは、町づくりをスタートしたばかりの小さな町です。現在は、様々な健康課題を抱えた47名が暮らしています。学生さんの中には、講義やシミュレーション体験を通して既に顔見知りの住民の方もおられるでしょう。この方々は家に帰れば各々家族の一員として、MTでは住民の一人として生活をしておられます。ぜひ、病を抱え家族・地域住民として生活するとはどういうことかを体験してください。

　MTの教育目標の一つは、刻々と変化する病態に対する看護アセスメントはもちろん看護職者として「安心・安全なまちづくり」にどのように関わっていけるかを考えていただくことです。MTは、看護学生であれば何処からでも何時でも自由に訪問が可能な眠らない町です。皆さんにはMTの住民と直に触れ合い、住民がより健康的な生活を送れるよう様々なアドバイスをいただければと願っています。できれば、毎日一回はどこかの家庭を訪問していただければ幸いです。新たな患者さんがでたり、病態が変化したり、入退院をしたり、亡くなったりと日々変化する患者さんの日常をイメージする力を養ってください。力が付いていっているかはシミュレーション教育センターで確かめてみてください。

　近いうちに家庭訪問によって皆さんの心に浮かんだ疑問やアイデアをお寄せいただける窓口を看護大学（まちづくり協議会）に設置いたします。また、市役所や保健所の相談窓口の整備や住民が入院体験できる新たな病院（シミュレーション病院）の建設も予定しています。どうか、病室や外来だけではなく、地域で生活する患者さんたちと触れ合い、生活という視点から看護をとらえ「安全・安心な町づくり」に共に汗をながしましょう。

　本日は、MTをご訪問いただき有難うございました。良い1日でありますよう。感謝。

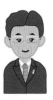

MT市長　片野 光男

　それでは、MTをご案内いたします。

② そもそも仮想都市ミッションタウン（MT）とは何者なのでしょう？

福岡女学院看護大学が生み出したこれまで存在しなかった看護教材です

パソコンやスマートフォン上に作り出された様々な患者家族が生活するバーチャルな町（仮想都市）です。現在は、看護領域で扱う代表的な47の事例（健康リスクをかかえる方）が住んでいます。

MTという名は、134年前キリストの精神に基づく女子学生の教育を目指してスタートした福岡女学院が「ミッション」という呼び名で親しまれてきたことに由来します。

福岡女学院看護大学は、2008年に保健医療福祉の場での社会貢献を担うために設立されました。したがって、MTは、福岡女学院看護大学が開発した看護学生の教育のための仮想都市ということになります。

この町の住人は様々な特徴を持っています。詳しい特徴は後で解説します。

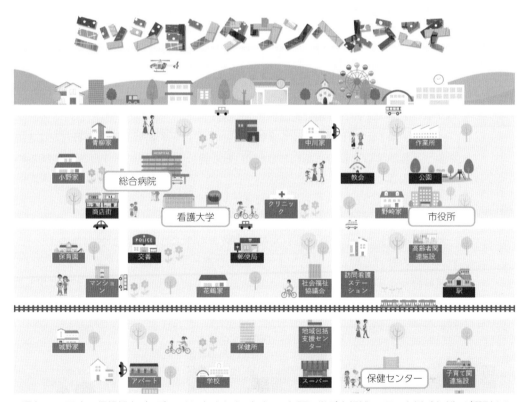

＊現在のWEB上の仮想都市（MT）には1年次から4年次の4年間に学ぶ全領域の47の事例（患者）が選別され、かつ4年間を通して連続的に訪問できるように家族構成が工夫されています。例えば、1年次の事例と2年、3年次の事例が家族を構成しているといった具合です。さらに、患者も地域で生活する住民であるイメージが湧くように、市役所や総合病院や保健センターが実際に本学のある町の実際の場所に似せて配置されており、それぞれの施設には必要な情報が備えられています。

　例えば、この47の事例を組み合わせて特徴的ないくつかの家族が作りだされています。また、家族は、1年次に登場する事例、2、3、4年次に登場する事例などが巧みに組み合わされて構成されています。

　さらには、看護の領域間で重複するような事例は除かれており、4年間の講義などで登場する全ての領域の代表的な事例がどこかの家族として生活しています。
　学生は、自宅や通学電車の中から好きな時にMTを訪れ、興味のある家庭を訪問し患者さんと触れ合うことができます。

　つまり、家族として暮らしている患者を訪問することができるのです。看護学生にとっては実に魅力的な町であり、「事例が次第に患者に思えるようになる」といった講義では味わったことのない不思議な体験をすることになります。

　それでは、MTが何のために開発されたのかといった話から始めていくことにします。

③ なぜ MT を作る必要があったのでしょうか？

答えは「第四の教育」をするためです

　一言で言うと、「第四の教育」をするために必要になったのです。
　「第四の教育」とは何のことを言っているのか不思議に思われるかもしれません。実は福岡女学院看護大学が作り出した造語です（笑）。
　つまり、MTはこれから極めて重要となる「患者を家族や地域の一員としてとらえる力を養う（体験する）教育（第四の教育）」を可能にするために作り出されたのです。
　患者や家族や地域の一員としてイメージできるようにMTは患者のお宅を訪問でき、家族の様子も伺うことができるようになっているのです。

　現在の看護教育は、講義（これを第一の教育と呼ぶことにします）、シミュレーション教育（第二の教育と呼ぶことにします）および臨地実習（第三の教育と呼ぶことにします）を組み合わせ実施されていることと思います。第一の教育云々も我々が作り出した造語です（笑）。

現在の看護学生教育
入院施設にいる患者さんの看護を教育

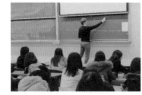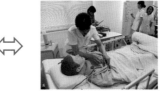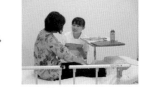

講義（第一の教育）　　　　シミュレーション教育（第二の教育）　　　　臨地実習（第三の教育）

これら教育はいずれも病院などの施設に入院しているか、あるいは外来を訪れる患者さんに対する教育が中心となっています。つまり、患者さんはどのような疾患で入院してきたのか？　この患者さんにはどのような看護が必要になるのか？　そのためにはどのような知識や技術が要求されるのか？　といったことを講義、シミュレーション教育および臨地実習を組み合わせて教えてゆくわけです。

　看護は、誕生から死にいたるまでの人の一生に切れ目なくかかわる仕事です。
　患者さんは退院すれば家族の一員として、あるいは地域住民として生活することになります。逆に、家庭で元気に生活していた人が病気を発症することで家族から離れ病院で生活する（入院）ということも起きます。患者本人はもとより残された家族の生活も大きく影響されることになるでしょう。

　このように「家庭および地域で生活する患者を学ばせる教育（第四の教育）」は、看護を学ぶ上でとても重要といえます。皆さんの学校では、どのようにしてこの「第四の教育」を実施しているでしょうか？

　実は、「第四の教育」はずっと行われてきていたと考えることもできます。
　つまり、看護を志す若者に限らず国民全員が、数十年くらい前までは生活の一場面としてこの「第四の教育」を体験していたと言えるかもしれません。
　戦後しばらくは、二世代、三世代がともに一つの家庭で暮らしており、赤ちゃんの誕生や家族の病気、あるいは死といったものを生活の一部として当然のように体験してきていたのです。

　言い換えれば、家庭はある意味「第四の教育」の場だったわけです。

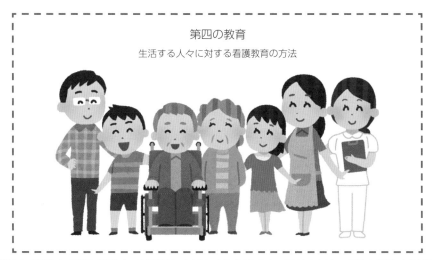

第四の教育
生活する人々に対する看護教育の方法

＊看護は人の誕生から死に至るまで連続的にケアをする仕事です。患者さんは、病院を退院すれば家族の
　一人として生活しています。これを体験できれば、生活する患者さんに対する看護をイメージできるよ
　うになるはずです。

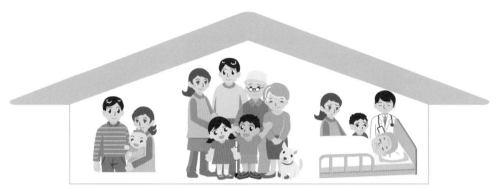

> ＊数十年前の日本の家庭は、二世代・三世代が共に暮らす大家族が多く、一人ひとりが産まれてくる家族、病気の家族さらには亡くなっていく家族を当然のように見つめ生活していました。つまり、自然と「第四の教育」は暮らしを通して各々の家庭で実行されていたとも考えることができます。

　では、なぜ改めて「第四の教育」が必要になったのでしょう？ 一言でいえば、患者を家庭や地域で生活する人として実感する場面がどんどん消えていっているのです。

　つまり、「第四の教育」を体験させることが難しい状況になってきているのです。
　理由を説明するのは簡単ではありませんが、一つは核家族でしょう。最近では、地方での就職が困難となり若者は家を出て都会に出てゆきます。若者は都会で家庭を築き、年老いた両親は故郷の家に留まるといった具合に、世代を跨いで一つの家庭で誕生から死にいたるまでを経験するという機会が少なくなってきています。
　もう一つは、少子高齢化の問題です。核家族に少子高齢化が加わった結果、人を個人の単位で捉えがちになり、家庭や地域で生活する人としてイメージする力が弱くなってきています。
　しかし、いかに個人優位の社会に変化したとはいえ、患者は小さな家族の一員として生活しており、また地域住民の一人として生活しているわけです。

　これらを総合して考えると、生活する人に対する看護という視点はむしろ現在のそしてこれからの看護教育において重要になってきていると言えるのではないでしょうか？

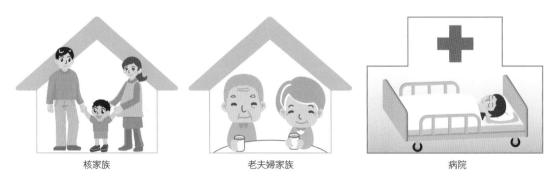

核家族　　　　　　　　老夫婦家族　　　　　　　　病院

> ＊現代は核家族化、少子高齢化などが進み、家族や住民としての患者の生活が見えにくくなってきました。これは患者を家族として見る必要がなくなったということではありません。
> 核家族が進んできた今こそ「第四の教育」が必要になったと思いませんか？

④ 果たして、MTで「第四の教育」ができるのでしょうか?

答えはイエスです。

MTはバーチャルな住民の住むバーチャルな町です。つまり、目的とする教育を身に付けさせるための家族が自由に作り出せます。

例えば、大家族を作り出すことも夫婦二人の家庭を作り出すことも、一人きりで生活する家庭を作り出すこともできます。

つまり、現在あるいはこれから問題となるような老々介護の家庭や認知症患者がいる家庭、あるいは独居老人の家庭などを作ることができます。

バーチャルな世界なので学生も教師も普通は訪問できないような家庭を訪れ、住人と触れ合うことができます。触れ合いを続けることにより、次第に学生は患者を疾患を背負いながら生活する人と感じるようになってゆきます。

そうすると、病気が個人だけの問題ではないすなわち患者だけの問題ではないという当然の感覚も生まれてきます。

例えば、自分がミッションタウンの住人だとしたら? 看護を専門にする住人として自分は何をすべきか? 何ができるか? そのために何を学ばなければならいのか? 一人ではなく他の人と協力すれば何か可能になるのか? どのような人たちとの共同作業が要求されるのか? 行政が行うべき範囲は? 行政の工夫で理想に近づけることは可能? イエスだとしたら行政の仕組みをどうすれば良いのか? 自分がこのミッションタウンの家族Aだとしたら何が問題でその回答を用意できるか? 家族Bだとしたら? 家族Cだとしたら? ミッションタウン以外の町の住人だとしたらこれら疑問に対する回答は変わるのか? 町や家族構成ではなく皆に共通する普遍的な看護上の問題は? 等々様々な疑問が次から次に湧いてくるようになるでしょう。

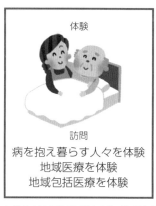

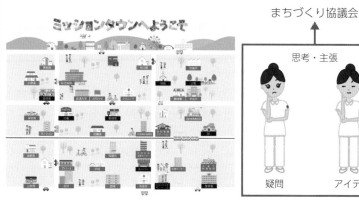

＊学生はMTを訪問しているうちに、次第に病を抱えて暮らしいる患者さんには家族としてのそれぞれ異なる事情があり、この町で暮らすのには何が足りないのか? どうすれば良いのか? といった講義やシミュレーション教育の時とは違った疑問やアイデアを持つようになってゆきます(アクティブラーニング)。学生が抱いた疑問やアイデアは、まちづくり協議会で検討されるしくみができています。

　このように、MTは「第四の教育」の教材として、さらに考えさせる（アクティブラーニング）教材として力を発揮するでしょう。

　教員にも変化が起きます。
　教員は、バーチャルな町を作り上げてゆく過程で、講義だけでは発想できなかった患者を取り巻く様々な状況を思い浮かべるようになり、そのアイデアをもとに新たな教育テーマが生まれることもあります。
　例えば、家族Aに子供を誕生させた場合、学生はどのようなことを考えるようになるのか？　老々介護の家族の一人が突然入院した状況を設定した場合、学生にどのような疑問が生まれるのか？　認知症の人を一人で町を歩かせてみたら学生はどのように感じどのような行動をとるのか？　といった具合です。
　つまり、教員の感性に比例して学生に教えるべき事柄は膨らんでいきます。あなたの教育観が変化してゆくかもしれません。

❺　そもそも我々は MT を何のために作ったのでしょう？

当初は、シミュレーション教育の効果を高めるための補助教材として作られました

　現在のMTが家庭および地域で生活する患者を学ばせる教育（第四の教育）の教材として有効な手段の一つであることは何となくぼんやりとご理解いただけたのではないでしょうか。ただ、一足飛びに現在使用しているMTが出来上がったわけではありません。ここでは、現在のMTがどのようにして作られていったのか時系列で簡単に説明いたします。

　先ずは、講義やシミュレーションに登場する数名の患者を選び住民候補の選択を行い、これら患者と健常人からなる数家族を作り紙媒体のMTからはじまりました。
　次に、学生がアクセスしやすいように紙媒体の町とともにパソコンからも覗けるようにしました。こうして、学生は紙媒体あるいはパソコンを使って患者さんを訪問し、患者さんの現在の病態をみて看護アセスメントや看護プラン等を考えます。
　当初MTは、その後に行われるシミュレーション教育の復習や予習のための教材として学生に使用させました。
　その結果、シミュレーション後に「これら患者に親しみを持つようになった」とか「事例としてというより患者さんとして感じるようになった」ということを聞くようになったわけです。
　つまり、MTはシミュレーション教育を補助する力のあることが判明したのです。

　そこで、より多くの患者家族を作ることにしました。
　この作業は大変な労力を必要としましたが、これまで多くの学校で感じていたであろう事例の偏りという問題が一気に解消するという大きなメリットをもたらしました。
　つまり、必要な患者家族を作っていく過程で、講義の際に領域ごとに繰り返し登場して

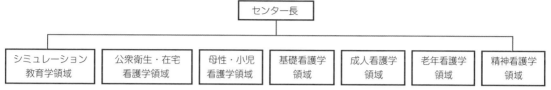

シミュレーション教育センター運営委員会

```
                        センター長
  ┌──────┬──────┬──────┼──────┬──────┬──────┐
シミュレーション  公衆衛生・在宅  母性・小児  基礎看護学  成人看護学  老年看護学  精神看護学
教育学領域    看護学領域   看護学領域   領域      領域      領域      領域
```

特徴的なことは、本学の全領域のシミュレーション教育担当者で構成されている点です

くる事例や必要だが登場しない事例が明らかとなり教育ツールに相応しい事例が集約されていったわけです。

　これは、シミュレーション教育を全領域参加型のカリキュラムとなるように設定し（全領域の教員からなるシミュレーション教育センター運営委員会）、それが実現できたことによる産物だと考えています。

　こうして、紙媒体を使ったMTの原型が出来上がったわけです。繰り返しになりますが、座学とMTはシミュレーション教育をつなぐ役割を担ってきたのです。

　我々の経験から、紙媒体のMTであっても、事例を家族の一員とすることでシミュレーション教育の質を高めることができることが分かりました。

　これは、ぜひ試してみる価値があると思います。恐らく、講義にも利用できるはずです。

❻ 現在の Web 上の MT はどのようにして誕生したのでしょう？

ICTが生み出した「第四の看護教材：MT」

　我々は、紙媒体のMTを利用していくうちに、より多くの事例や家族を作り出せれば「生活する患者の看護」という視点での教育（第四の教育）が可能になるのでは考えるようになっていました。しかし、紙媒体では限界がありました。

　こうして、冒頭で述べたような「第四の教育」を可能にする看護教材の開発を目指すようになっていきました。

　「第四の教育」を実施するには、看護学生を実際に患者さんの生活する家族や地域に送り出さなければなりません。

　このことを可能にするためにはどうすれば良いのか？ シミュレーション教育センター運営委員会のメンバーを中心とするMTプロジェクト委員会で話し合いが繰り返されました。

　その話し合いの中で地域で生活する人のイメージ化を促すためにはパソコン上にバー

チャルな都市を作り、そこへバーチャルな患者を住民にしてみたらどうかという発想に発展したのです。

「第四の看護教材：MT」という発想自体は、福岡女学院看護大学が生み出した今まで存在しなかった極めて新規性の高い看護教材ですが、この「第四の看護教材」開発の扉を開くことができたのは、一つにはパソコンやスマートフォンといったICTの普及です。

平成30年度版の総務省による「情報通信白書」では、パソコンの家庭での保有率は73%、スマートフォンの保有率は75%に達しています。個人のスマートフォン保有率も60%を超えています。本学の看護学生のスマートフォン保有率は100%近いと考えられます。

もう一つは、ICT技術の進歩です。これまで特定の人しか作り出せなかったバーチャルな世界を比較的簡単に作り出せるようになってきたことです。

われわれの場合は、様々な患者家族が暮らす仮想都市（MT）を作り出すということです。つまり、「第四の看護を可能にする教材：MT」はICTの普及と技術革新が生み出したといえます。

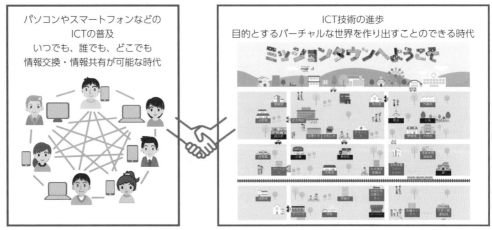

＊現在のWEB上での仮想都市（MT）が実現できたのは、ICTの普及とICTの技術を比較的容易に手にすることができるようになったからです。

7　現在の MT はどのような町でしょうか？

紙媒体のMTやシミュレーション教育との違いは何でしょう？

冒頭に概要を記載しましたが、ここでは皆さんの参考となるようにもう少し詳しく説明したいと思います。

現在のMTには、本学の講義やシミュレーション教育で登場する47人の患者と健康リスクを抱える方、家族がWeb上の町で生活しています。

これらの患者は看護の全ての領域（本学では基礎看護学領域、母性・小児看護学領域、成人看護学領域、老年看護学領域、精神看護学領域、公衆衛生・在宅看護学領域、そしてシミュレーション教育学領域）で登場する重要かつ基本となる患者さんたちです。

　　それでは、MTの特徴のいくつかを紹介してゆくことにします。

1）MTは、守秘義務や個人情報保護法などに縛られることのない患者さんの住む開かれた町です

　　MTで暮らす患者さんは、講義やシミュレーション教育の場で登場する質の保証された患者さんたちです。

　　しかし、実在する患者さんではなく全てバーチャルな患者さんたちです。

　　したがって、学生も教員も守秘義務や個人情報保護を気にせず気軽に家庭を訪問することができます。

法律に縛られない町

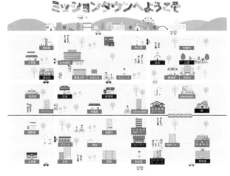

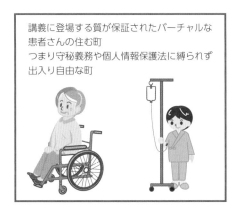

講義に登場する質が保証されたバーチャルな患者さんの住む町
つまり守秘義務や個人情報保護法に縛られず出入り自由な町

　　患者さんの名前は、学生に親しみやすさを感じさせるように本看護大学が在る古賀市の地名や地区あるいは名所などにちなんだ名が付けられています。

　　学生は、何度も訪れるうちに患者さんや家族と知り合いになり本当の患者さんに接しているような感覚に陥ることもあります。

　　学生から、「古賀千鳥さんは最近どんな状態なのだろうか？」「花鶴春美さんが入院になったようだけど、ご主人は一人でどんな生活をしているのだろう？」というような今まで聞くことのなかった会話が聞こえてくるようになっています。これは「患者を家族として地域の住民としてみる」という「第四の教育」が生み出した新たな世界だと考えています。

　　学生アンケートの一部を載せていますのでご覧ください。

> ### MTに対する学生からの評価
> 自由記述
> 「事例を人として見ることができた」
> 「1年次から継続することで、知識が蓄積できる」
> 「カルテの形で情報を見ることができたら、実習に役立つ」

2) MTはどこからでも、何時でも訪れることのできる眠らない町です

MTはWeb上に作られた仮想都市です。

眠らない町

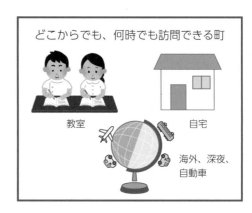

訪問するには、簡単なアカウントを入力するだけで大丈夫です。教室からでも、自宅からでも、電車の中からでも、海外からでもどこからでも訪問可能です。

また、眠らない町ですので、早朝であろうと深夜であろうと、酷暑の夏でも厳しい冬の日でも何時でも訪問できます。

例えば、学生がインフルエンザに罹った場合や入院を余儀なくされた場合にも、気力さえあれば訪問できます。

当然、教員もサーバーを通して出張先や自宅から学生に課題を出したり、学生の疑問やアイデアに応えることも可能になります。

3) MTは学生に教育したい目的に応じて必要な患者さんが住民となる柔軟性の高い町です

現在は、4年間で学ぶ必要のある患者さんたちの住む町ですが患者さんを簡単に入れ替えることのできる町です。

現在のMTには、我々が学生に学んでほしい47名の患者が暮らしています。

誰でも住める町

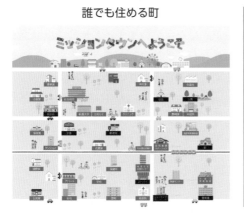

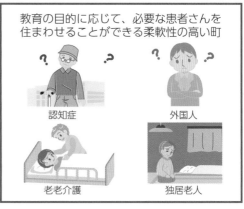

しかし、就職先の病院の特徴や刻々と変化する社会の変化を考えた場合、将来的には学生が望む患者家族を提供する必要があるでしょう。

　MTはこれらの要求に対応できる町です。

　例えば、高齢化とともに認知症は今後しばらくは増え続けるでしょう。講義やシミュレーションで認知症とは認知症患者とはといった基本的な教育は可能です。しかし、認知症患者さんの家庭や地域での生活を学生がイメージすることは容易ではありません。

　もちろん、認知症患者の専門的な看護は体験を通して卒後に身に着けてゆくでしょう。しかし、学生時代にできるだけ多くのイメージする力すなわち感性を磨くことはとても重要です。

　もしMTの中を自己学習を通して知っている（当然バーチャルな患者さんですが）患者さんが公園や川べりに一人きりでキョロキョロしていたらどうでしょう？

　学生は何を思い、どんな行動に出るでしょう？　認知症患者さんの一面を垣間見ることができるのではないでしょうか？

　教員である皆さんも講義の中に取り入れたい課題が湧いてくるのではありませんか？

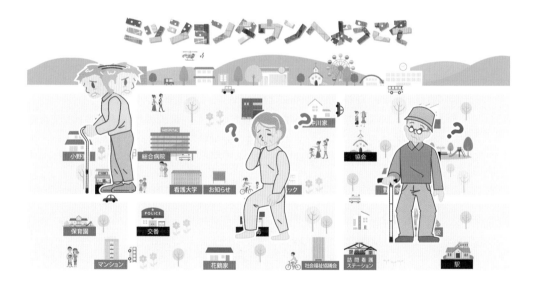

　最近では、旅行で訪れる外国人だけではなく、留学生や住民として生活している人も急激に増えています。本校では、これら外国の方々に日本人同様の看護・医療を提供できるように看護の専門知識を持って外国人患者さんに対応できる学生を育成する特別なコース（多言語医療支援コース）を持っています。しかし、このようなコースを作ることは各学校の事情により簡単に実現できるものではないでしょう。

　このようなコースを作らなくても、これからの看護師にとって語学力や異文化を理解することがいかに大切かはMTを体験することで学生自身が実感するようになると考えています。

多言語医療支援コース

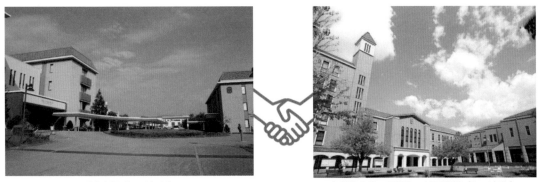

看護大学（1、2年次）　　　　　　　　　女学院大学・国際キャリア学部（3、4年次）

＊多言語医療支援コースは、増加する外国の患者さんに日本の医療を平等に受けていただくために作られました。つまり、医療制度や看護の専門知識を持った看護師を育成するために2018年に新設した看護コースです。これは、英語教育に優れた福岡女学院大学との教育連携が実現した結果です。

　　実際にMTには外国人家族も住人として生活をしています。このような人たちが出産することになったら、治療が必要な病気に罹ったら学生は何を想うでしょう？

　　このように、高齢者が互いに支えあって生活している老々介護の問題、高齢者が一人で生活している問題など、教員が学生に教えてほしい事例を住民として設定すれば、学生自らが仮想体験を通して学ぶことになると期待しています。

4）MTは基本的には何人でも訪れることのできる町です

　　現在は、本学の学生450名を対象としています。最大の理由の一つはMTが未だ開発中の町だということです。教材ですから我々が期待している教育効果がどの程度実現できるのかを検証しなければなりません。

　　しかし、少子高齢化が続く現状を直視すれば「第四の教育」はどの看護学校にも必要となるでしょう。

だれでも訪れることのできる町

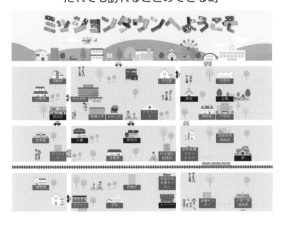

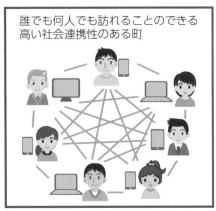

誰でも何人でも訪れることのできる
高い社会連携性のある町

MTはインターネットでつなぐことのできる町ですから、将来的にはできるだけ多くの看護学生や看護学校に開放したいと考えています。

5) MTは知識やモチベーションに応じて学生自身が利用法や利用価値を変化させることのできる学生主導の町です

学生は学力やモチベーションという観点では実にヘテロ（不均一）な集団です。

したがって、学力やモチベーションに応じて1年から4年まで段階的かつ継続的に学べるよう町づくりが工夫されています。

具体的には、MTで暮らす家族は1年次に登場する患者、2年次に登場する患者のように1年次から4年次を通して学べるような家族構成になっています。

つまり、1年生は主として1年次に登場する患者さんと頻回に接触するでしょう。しかし、学年進行とともに家族全員に接触することになり、次第に患者さんを家族の一員としてあるいは一人の住民として眺めるようになってゆくようになっています。

1年生から4年生までの全員が一つの教材であるMTを共有することは何らかの教育的な効果を生み出すと期待しています。

一方、1年次に2年次に登場する患者さんを訪ねることもできます。もっと先に会う3年次、4年次に登場する患者さんを訪問することも可能です。

逆に3年次や4年次に1年次や2年次の患者さんと触れ合うこともできます。ただ、これらの患者さんは1年次や2年次に訪問した時とは病状や生活環境が変化している可能性があります（当然、患者さんの病態変化は教員が作り出すわけですが）。

つまり、学生の知識やモチベーション（やる気、冒険心、好奇心など）に応じて学生主導で学ぶことができます。学生個人個人がどのような学び方をするかは別として、予習・

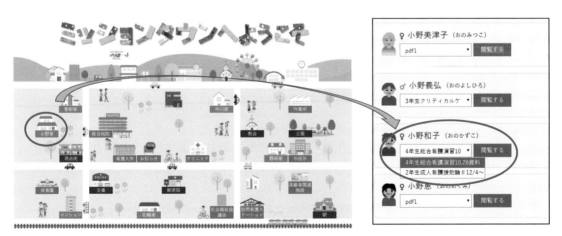

＊小野さんの家を訪問すると、一家の個人の情報をまとめて見ることができます。今回は、4年次の総合看護演習の予習も兼ね小野和子をクリックし和子さんの情報を確認することにします。ご覧のように、3年次のクリティカルケアで登場する小野義弘さんも家族として暮らしています。このように各家族の多くは全学年がいつでも課題に取り組めるように工夫されています。

復習の習慣とともに自身の成長の度合いを実感（自己評価）することもできると思います。

6）MTは個人学習の教材としてもグループ学習の教材としても、さらには情報交換用の教材としても使えます：学生主導の教材です

　　本来は、一人ひとりの学生が自分の意思で何時でもどこからでも第四の教育（家庭および地域で生活する患者を学ばせる教育）を学べるように作られたものです。

　　しかし、学生は仲の良い学友と二人でスマートフォン画面を覗いたり、時には4、5人の友人たちでパソコン画面を覗いて意見交換をしている姿が見られるようになっています。
　　すなわち、学生自身がMTを個人用としてではなくグループで共有できる教材であるということを見出し様々な使い方をするようになっています。

アクティブラーニング

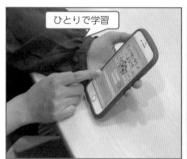
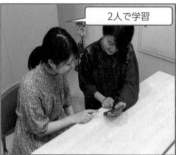
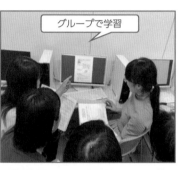

＊左は一人で、中央は二人でスマートフォンを使って、そして右は数人でパソコン画面を囲んでMTを訪問している様子です。このように、学生は様々な使い方をすぐに見つけ出します。既に、彼女たちは事例についてディスカッションを楽しんでいるのが分かります。

　　やはり、学生は何かを提供すれば自然に何かを考え、MTの場合は利用方法を工夫してゆくのだということが分かります。
　　今では、大画面にMTを映し出し学生が100名単位で患者・家族を訪問し、画面上の情報をはるかに超えて様々な問題を討論しあうことができるようになってきました。これは、MTの教材としての価値を大きく発展させることになるでしょう。

　　講義の中の一場面として講義の途中でプロジェクター上にMTを映し出し、今講義に登場した事例がMTの中では病態が変化（重症化していたとか入院していたといった具合）していたとしたら学生は何を想うでしょうか？　このように、講義の中でも「生活する患者」という感性を養うことができるのではないでしょうか？
　　学生にMTは何ができる町か？　尋ねてみるのも面白いかもしれません。

　　まとめると、MTはこれまで必要だとは分かっていたが具体的な方策が見いだせなかった「第四の教育」を学生主導で何時でも何処からでも学ぶことを可能にした看護教材だということです。

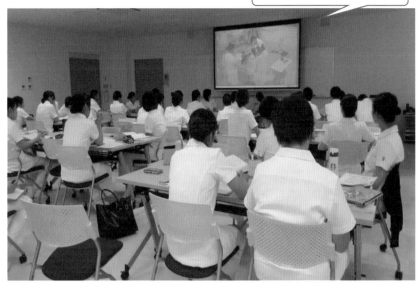

学年全員（100人）で学習

＊これは、シミュレーション授業にMTを利用している場面です。前の写真のように、学生たちは既にMTを複数で使用することに慣れているので、授業はスムースに進行しています。このように、シミュレーション教育にMTをハイブリッドさせると、より質の高いシミュレーション教育が可能になります。おそらく、講義にMTを導入しても類似した効果が出ると考えています。

　さらに、MTは講義やシミュレーション教育を補強・支援する力も持ち合わせているということです。

❽ MT の教育効果はどのようにして検証することができるのでしょうか？

　MTは「第四の教育」を可能にする教材として試行錯誤を続けながら開発が進行中です。開発にあたっては、学生の反応を調査したアンケート結果も参考にしています。
　ここでは、現在既に出来上がっている部分や基礎作りに取り掛かっている部分についてお話しすることにします。

MTに対する学生からの評価

Q. ミッションタウンの事例を活用すると、どのような効果があると思いますか。	平均点 （5点満点）
1　シミュレーションの事例に興味をもつことができた。	4.65
2　事例をイメージしやすかった。	4.71
3　事例の家族や生活背景を考えることができた。	4.63
4　事例に親しみを感じた。	4.60

1）ポートフォリオ機能を充実させる機能を考えています

現在、スタートしている取り組みの一部をご紹介したいと思います。

現時点では、学生はIDとパスワードで自由にMTを訪問することができます。

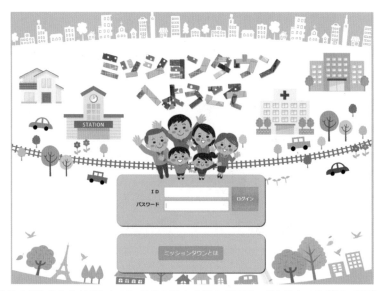

＊現在は、本校の学生のみを対象にしているのでIDと共通のパスワードを入力するだけでMTに入ることができます。

　この仕組みでは学生は何の制約もなくMTで学べるという利点があり、毎日何名の学生がMTを利用しているかは分かりますが、MTの効果を客観的に評価するデータは得られません。したがって、現在は学生のアンケート調査や対面調査による聞き取り調査の結果を解析することしかできません。

　今取り組んでいるのは学生にとって訪問しやすく、教員にとってより多くの客観的な評価を得ることのできる仕組みです。

　学生が訪問しやすくするには、どの学生かは特定できない固有のアカウントを学生一人ひとりにランダムに振り分けるようにする必要があるでしょう。ただ、学年進行とともに得られる効果を明らかにするには年次を区別するアカウントにする必要があります。

　学生は、自分がどこから、いつMTを訪問したか？ どのような回答をしたか？ どのような質問をしたのかを教員に知られることがないので、自分の意思で自由にMTを訪問しその感想を返信してきます。

　学生のアイデアが採用される場合もあります。

　学生は、MTの住民の変化や町の変化を知ることによって自分の質問が「まちづくり協議会」でどのように取り上げられたか確認することになります（学生は、MTが変化する町であることを実感するようになります）。

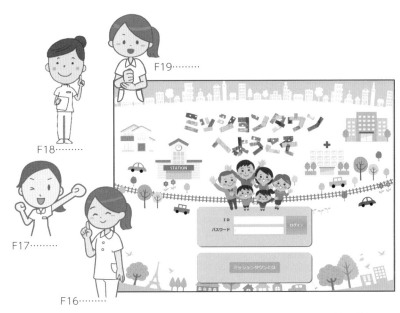

F19………
F18………
F17………
F16………

＊例えば、学生一人ひとりに福岡女学院看護学生（F）、入学年次（19は2019年度入学）そしてアルファベットと数字がランダムに組み合わされたアカウント（F19…….）を「まちづくり協議会」から割り当てられます。これが学生のパスワードになります。パスワードは学生自身が管理しますので他の学生や教員はこのパスワードの学生が誰なのかは特定できない仕組みを考えています（個人情報が守られる）。

　特に素晴らしいアイデアを提出したアカウントには「まちづくり協議会賞」としてWeb上で紹介することもできます。
　教員は、どのアカウントがどの頻度でMTを訪問したか？ どの家族を訪問したかを知ることができます。

　どのような疑問やアイデアがどのアカウントから提出されたかも知ることができます。
　これにより、教育効果（質問に対する正解率やアイデアの内容など）や利用率（増加しているのか減少しているのか）などを、学年単位で、個人として（特定はできないが、どのアカウントの学生かという意味）把握できるようになります。

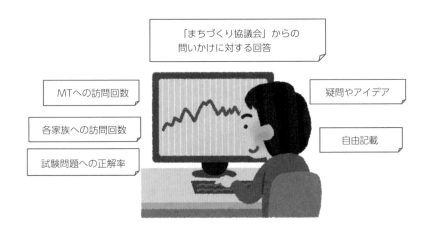

「まちづくり協議会」からの
問いかけに対する回答

MTへの訪問回数

各家族への訪問回数

試験問題への正解率

疑問やアイデア

自由記載

　　これら得られたデータを様々な視点から丁寧に解析することで、教育効果やMTづくりに止まらず、講義やシミュレーション教育さらには臨地実習に対する考え方など、これまで想定できなかったような看護教育の新たなヒントを届けてくれる可能性は少なくないと期待し信じています。

2）患者情報を閲覧する訓練が可能な機能を追加しています

　　現在は病院機能の選別（大きくは、急性期病院か慢性期病院か？ 細かくは疾患や臓器別といった具合です）が進んでおり、これに対応する機能は複雑であり、看護学生という立場で使いこなすのも大変でしょう。

　　では、多くの学生に共通の助けとなる是非経験させておきたい支援機能は何でしょうか？

　　現在病院等の医療施設のカルテは紙から「電子カルテ」に代わってきています。いずれほとんどの施設が「電子カルテ」を使用するようになるでしょう。

　　しかし、「電子カルテ」を教育するためのカリキュラムを潜り込ませるのは容易ではありません。したがって、訓練用の電子カルテを開発しMT内の総合病院に置くことにしました。

　　学生は、総合病院を訪問し訓練用電子カルテに触れる経験（アーリーエクスポージャー）ができます。電子カルテに触れてみるだけでも就職後のストレスの一つを軽くすることができると思います。同時に、多くの資料から必要なデータを選別することの重要性も経験できます。

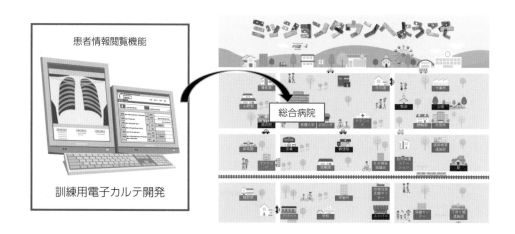

3）統計解析支援のための機能を追加しています

　　看護という仕事は、一人ひとりの患者さんに対する看護と同時に患者さんや住民を集団として眺めその中から共通する事項や問題となる事項を見つけ出す力が大切になってきます（仕分け作業や抽出作業）。

特に、保健師のように病気予防を主な仕事とする領域では、健康診断などの膨大なデータから統計解析を通して問題を見つけてゆくことが必要になります。

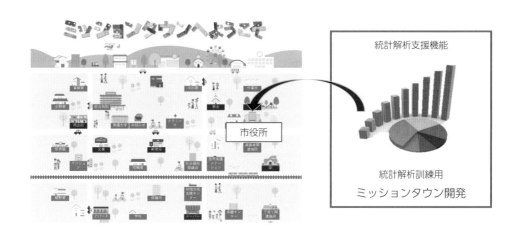

これを学習する方法の一つは、集団の中から抽出された問題を解決する訓練が効果的です。このために、2,000名規模の住民データを市役所に置き、統計解析を経験できるようにしています。

4）看護師や医師の教育支援のための機能を追加する準備をしています

現在のMTは看護学生の教育を目的としたものですが、患者を家族あるいは住民の一人として捉える感性は現場の看護職や医師の教育にも力を発揮するでしょう（今後、医師と看護職の連携が地域包括ケアシステムの鍵を握ることになるのですから）。

さらに、看護職や医師の卒後教育に導入すれば学生とは別の効果を生み出す可能性もあります。それが何なのかは今のところ言葉では表せませんが。

看護学生用のMTと異なる点は、各病院の役割をより高めることを目標に様々ながん患

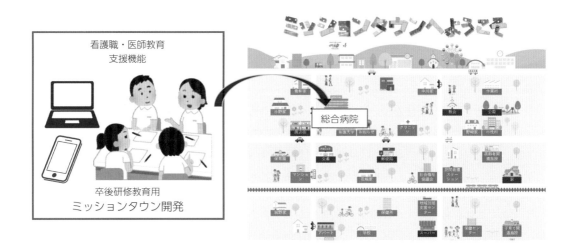

者（がん専門病院）や様々な精神疾患患者（精神科専門病院）が暮らすMTなどを作り上げるのも方法の一つだと思っています。

　　現在は、ICT開発、WEBサイト、ITインフラ整備などを手がけているマージシステム株式会社と委託契約を結びMT開発を進めています。

　　総合診療を必要とする施設ではより発展させたMTが有用かもしれません。皆さんも考えてみてください。

5）地域包括ケアシステムの構築を支援する機能を持たせる準備をしています

　　現在国は地域完結型の医療システムを進めており、これを概念化したのが「地域包括ケアシステム」です。

　　つまり、厚生労働省の定義によれば、「可能な限り住み慣れた地域で、自分らしい暮らしを人生の最後まで続けることができるよう、地域の包括的な支援・サービス提供体制（地域包括ケアシステム）を作り上げてください」ということになります。

　　順調に進行している地域もあるようですが、過疎化や超高齢化の進んだ町では容易なことではありません。一方、都市部でも個人の生活を優先させた結果、公民館が激減したり民生委員の候補がいないなど、地域包括ケアシステムに必要な職種（仲介場所や仲介者など）が見当たりません。

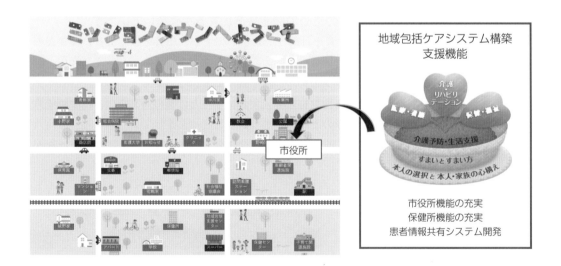

　　先ず、自分が住んでいる地域がどのような町かを離れたり近づいたりしながら俯瞰して眺める必要があるのではないでしょうか。

　　そのために、現在のMTは福岡女学院看護大学が存在する古賀市に似せて市役所、保健所、保健センター、看護大学、総合病院、交番、駅、学校、教会、公園、公民館などを配置しながら町づくりを進めています。

　　これも私見ですが、地域包括ケアシステムを一歩でも進めるためには市役所、保健所や保健センターおよび総合病院など鍵を握る施設の情報が住民の皆さんに正しく容易に伝わ

るよう優先順位をつけて情報発信する工夫をすることから始めたらと思っています。

　例えば、市役所は高齢者医療、高額医療制度や還付金の仕組みや医療費の税金上の扱い、医療費の割合など、住民が理解しやすいようにこれらの情報を発信していくことが重要でしょう。

　保健所や保健センターでは、感染症の情報や健康診断や健康教室など住民が健康な生活を送る上での情報をいち早く届けることが大切です。

　病院は専門分野だけではなく、外来・入院での手続き、外来で必要なもの、入院病棟の情報や、支払方法さらにはインフォームドコンセントなどの誓約書の見本などの基本情報を簡単かつ一括してシミュレーションできるようにする必要があるでしょう。
　すなわち、健康な時に外来や入院の疑似体験が可能なような仕組みを考えるべきでしょう。
　MTでは、様々な社会資源から必要な情報を一括して得られるような仕組みを考慮中です。
　なおMTと連動させ本学では、シミュレーションセンターでも住民の方々が入院体験できるようなプログラムを作ることも計画中です。

6）当然、MTを実際の都市へ近づけることも考えています
　現在の学生は、自身でソフトやアプリを開発したり、スマートフォン上でリアルなゲームを楽しんでいます。また、複数の人と対話や競技をしたりしています。
　このような現状を考えると、動画やAIを導入した生活実感のあるMTづくりが必要な次期もそう遠いことではないのかもしれません。
　繰り返し述べてきましたが、MT開発の目的は現時点では内容の改善に集中すべきで、リアルで多機能な機能の追加は準備段階にあると考えています。とはいえ、企業や大学と共同体制を組み準備はスタートしています。

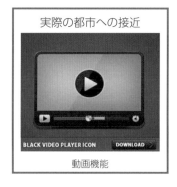

実際の都市への接近

動画機能

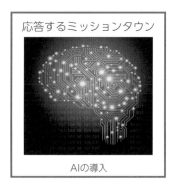

応答するミッションタウン

AIの導入

❾ MT は福岡女学院看護大学だけのための看護教材でしょうか？

　　答えはノーです。
　　ですから、MTの目的や特徴だけではなく今後の計画の進行状況や夢まで書籍として公開することにしたわけです。

　　確かに、MTは福岡女学院看護大学が開発し、これまで存在しなかった「第四の教育（これは本学が名付けたものですが）」を実行するためのツールにしようという発想も本校独自のものです。したがって、現在は本学学生のみが使用しています。
　　しかし、MTは全ての看護学校で活用していただけると思いますし、本学はこれらを普及させる責任というか努力する義務も背負っていると感じています。

　　興味をもっていただいた学校にはMTを開放しこれらが有効なツールであるかどうかを確認しなければなりません。
　　どのような形でMTを開放するかは「まちづくり協議会」で討議した結果を待つことになります。

❿ MT はどうして福岡女学院看護大学で作ることができたのでしょうか？

　　時系列で計画をみてゆくことは皆さんの教材づくりの参考になるのではと思いますので少々詳しく話をすることにしましょう。

　　いくつもの偶然が重なった結果でしょうが、最大の原因は数人の看護教員の「領域横断的な教材を作り女学院ならではの教育をしたい」という情熱でしょう。
　　私が、2015年に学長として赴任した当時既に「ミッションタウン??」という名を聞いていたような気がします。とても魅力的なネーミングだと感じた思いがあります。
　　確か、全領域に跨る教育領域である公衆衛生看護学領域の教員の一人が作り上げたいと強く望んでいたと記憶しています。

　　私は医師ですが、領域横断的な教育というのは看護に限らず「言うは易し行いは難し」といった具合で多くの大学に共通した難題だという印象でした（笑）。
　　私も当初はミッションタウンとはこのための仕掛けであり、これで領域横断的な教育が実現すればラッキーという程度に考えていました。

　　それを実現した具体的な出来事は、2008年にできた新しい看護大学にもかかわらず2016年には看護に特化した本格的なシミュレーション教育センターが完成したことでしょう。

しかし、建物以上に重要なことは人です。

幸いなことに、教員の多くが今後シミュレーション教育が重要になると考えていたことです。さらに重要なことは、シミュレーション教育に高い可能性を感じリーダーとなる資質を備えた教員がいたことでしょう。建物と人が揃えば、希望を実現する場を整えることです。

こうして、2017年に我が国初の「看護シミュレーション教育領域」を開設しました。

センター長を中心にシミュレーション教育を進めていくうちに、シミュレーション教育では領域横断的な教育が可能という結論に達しました。

本学はシミュレーション教育運営委員会に全ての領域のメンバーが参加するほど領域の壁が低く全員でシミュレーション教育シナリオを作成していました。

この領域間の壁の低さというか風通しの良さが「領域横断的な教材を作り福岡女学院看護大学ならではの教育をしたい」という願いを実現できました。

この願いを実現した立役者がミッションタウン構想だったわけです。

こうして、2017年の暮れに数人の教員からミッションタウンの話を改めて聞くことになりました。

教員の話を聞いているうちに、ミッションタウンの秘めた教育資源としての大きさを実感するようになり、これまで不可能と考えられていた「第四の教育（仮想都市での臨地実習）」というわくわくするようなMTを作ることができるのではないかという風にとんとん拍子に構想が膨らんでいったわけです。

看護シミュレーション教育センター（2号館：2016年完成）

集中治療室（ICU）

周産期病棟

マジックミラー越しに他の学生の実習風景を学ぶことができる

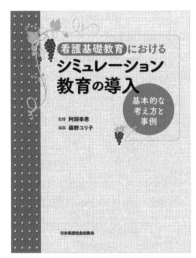

*東京医科大学の阿部幸恵教授の監修で、本学の全領域のシミュレーション教育担当者が協働して「領域横断型シミュレーション教育教材」が完成しました。

　　まとめますと、キーワードは領域横断的な看護教育を実現したいという教員の情熱、全領域のまとめ役としての看護シミュレーション教育センターの建設、そしてセンター長を中心とする領域横断的シミュレーションシナリオの実現でありMTはこれらキーワードがうまく連携して生まれた宝物だと考えています。

⑪　MT は今後どのように展開してゆくのでしょうか？

　　MTは作る人の発想力と熱意次第で教育原資としての無限の可能性を秘めています。

　　今考えていることを簡単に紹介してみたいと思います。明日になればさらに新たな考えが付け足されていると思います。これからお話しする内容の一部は既に紹介したものも含んでいます。

1）卒後教育用あるいは病院での若手看護師育成用のMTの開発です

　　MTはシミュレーション教育と組み合わせると相乗的な教育効果が表れると考えています。若手看護師の教育にはシミュレーション教育や臨地実習の手法と組み合わせれば良いのではと考えています。

2）中高生のためのMT

　　看護学生用のMTを応用して、将来看護師になりたいと思っている中・高生の看護師体験（アーリーエクスポージャー）のためのMT（看護の旅？）作りなども面白いと思います。

　　とにかく、看護を希望する人を幼児期から正しく導

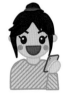

中高生用MT

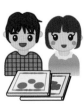

幼児向けMT

いてゆくことは今後の我が国の医療にとって重要なのではないでしょうか？

　可能なら幼児向けのMT作りにも挑戦してみたいものです。

3）外国人に対応可能な看護職を育成するためのMT
　福岡県では福岡市を中心に在留外国人が年々増加しています。

　これら外国人の一部は言語や保健医療制度
への対応に困難を感じ、医療者側も同様の困
難さを感じています。
　またこれら在留外国人は留学や就労目的者
が多く20代〜40代を中心とします。これに伴
い、小児・産科領域では、外国人の受診割合
が急増しさらに深刻な状況にあります。

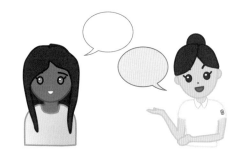

　本学では、急増する外国人に対応可能な専門看護師を養成する目的で、英語力を活かし
たキャリア教育を実施している福岡女学院大学の国際キャリア学部と教育連携した「多言
語医療支援コース」を2018年に新設しました。
　MTの住人をそして「多言語医療支援コース」の学生教育にも活用中です。
　今後はさらに、学生の海外留学を支援するMTを作ることも検討中です。まず海外留学
用MTで研修したのちに海外留学に旅立つといった具合です。

4）ディープラーニング用MT
　現在のMTは全領域の患者が組み合わされ家族として生活しています。

　しかし、例えば同じ患者でも様々なタイプの方々がおられ抱えている問題も様々です。
　様々な病態や程度の異なる患者の住むMTを作り出せばディープラーニング用MTが実
現できるでしょう。
　ライフステージを限定したり、認知症や精神疾患、がんなど色々な疾患に対するディー
プラーニング用MTも有用な教育ツールかもしれません。

　このように、今後は能力に応じ、かつ能力を高めるような自学習用のICT教材が期待さ
れるようになると想像しています。

5）行政支援MT
　これも地域包括ケアシステムの所で紹介したことですが、市役所、保健所や病院と連携
して「安全・安心な町づくり」を支援する機能を備えたMTも活躍する時がくるかもしれ
ません。

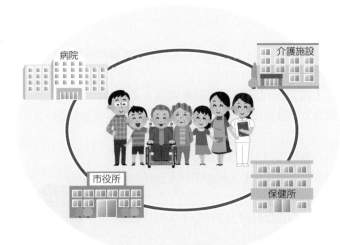

　＊上図は地域包括ケアの概要を示しています。問題は、どうしたら実現できるかということです。まず、住民の地区ごとの特性を確認し、中核となる市役所、保健所、病院、介護施設を正確に配置してみる作業が必要です。次に、これら施設が住民を中心に連結できるような工夫（情報の集約と一括発信の仕組み）が必要です。この工夫には、壊しては作るという作業を繰り返しながら理想的な町を作り上げるためのツールも必要でしょう。つまり、将来の変動する住民構成を予想しながら持続可能な地域包括ケアを作り上げていくための白地図MTが力を発揮するかもしれません。

　このMTには正確な地図の上に健康福祉に関連する施設を配置し、さらに地区の住民構成などを正確に記載してゆきます。そしてMTを眺めながら多方面から知恵を出し合ってゆき、次々にMTをバージョンアップしてゆく作業などが考えられます。

　行政は教育で行われている白地図を埋めてゆく作業と似ており、MTは正に「安全・安心な町づくり」のための行政用白地図としての力を秘めています。
　行政用MTを使用すれば、これまで考え付かなかった様な（例えば、紙媒体のミッションタウンからICTMTが生まれたように）アイデアが湧いてくるのではないでしょうか？

6）世界の看護教育を結ぶMT

　各国で作り出したMTを世界の看護大学で共有する時代が実現するとしたら各国の看護事情を学ぶこともできます。その結果、看護教育の遅れた国には進んだ国からの協力が可能になり、遅れた国からは進んだ国には想像できなくなってしまった想定外のアイデアがプレゼントされるかもしれません。
　世界の看護学生をつなげるだけでも世界の平和に小さな貢献ができるかもしれません。

　とにかく、MTを眺めていると夢多き可能性が次々と生まれ出てきます。皆さんも是非MTを訪れ様々なアイデアを思い描いてみてください。

12 MT を普及させるために考えていることがあるのでしょうか？

これは大切なご指摘です。

いずれ何らかの形でより多くの方々に使っていただけるようにしたいと思っています。

ただ、そのためには使用規則など整備するなどいくつかの問題があるのも事実です。

　現在学校間で共有できる簡便なMT（最少量の基本的教材で構成されたMTという意味です）を作り出す作業を始めています。

　この簡便なMTを使って学校間で競い合ったり、将来的には高校生が行なっている「短歌甲子園」や国際的になっている「ロボットコンテスト」のようなアミューズ性をもった仕掛けができるようになればと期待しています。

　スカイプなどを利用してMTを囲んで学校間で話し合ったり授業交流のツールとして使ってみるのも良いのではと考えています。

　現在本校では行っていますが、シミュレーション教育と連動させて使うとシミュレーション教育の幅を広げることが可能です。このように使い方の多様性を示すことによって各学校の事情による使い方ができるようになればMTの普及速度を速めることができるでしょう。

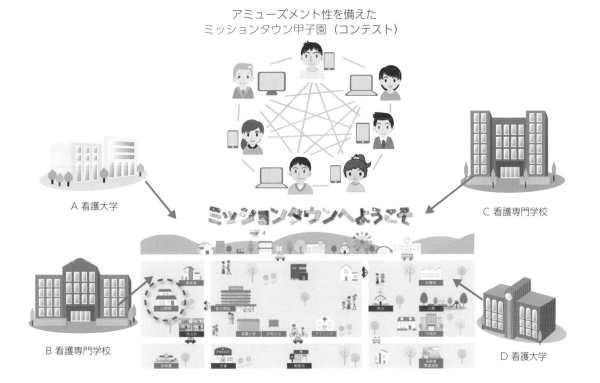

アミューズメント性を備えた
ミッションタウン甲子園（コンテスト）

A 看護大学

C 看護専門学校

B 看護専門学校

D 看護大学

福岡女学院看護大学の現在の看護教育システム（ミッションモデル）はどのようになっているのでしょうか？

　皆さんと同様、講義、シミュレーション教育および臨地実習が教育の三本柱です。

　当然、これにMTが加わることになります。つまり、講義、シミュレーション教育、臨地実習＋MTということになります。

　このMTを組み込んだ教育システムは「ミッションモデル」として検証を続ける必要があります。

　この「ミッションモデル」が稼働するには重要なキーワードがあります。それは「領域横断的な教育が可能な学校」ということです。

　また、これら四つの教育が個々の教育の足し算（相加的教育）では大きな効果は期待できないと考えています。

　つまり、互いの教育効果を高め（相乗的教育）かつ「第四の教育」というこれまで存在しなかった教育が加わった効果が発揮されるようにしなければなりません。

　具体例を一つ示すとすれば、シミュレーション教育とMTをハイブリッドした教育方法です。MTの住民をシミュレーション教育センターに入院させてみるとします。学生は馴

福岡女学院看護大学の教育システム（ミッションモデル）

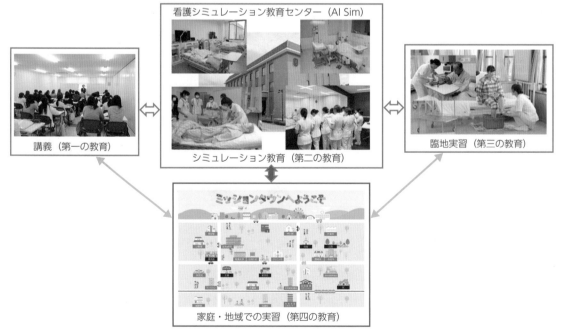

看護シミュレーション教育センター（AI Sim）

講義（第一の教育）　　シミュレーション教育（第二の教育）　　臨地実習（第三の教育）

家庭・地域での実習（第四の教育）

＊現在、福岡女学院看護大学で実施されている教育システム（ミッションモデル）の概要をお示ししています。最大の特徴はMTが「第四の教育」のための教材として稼働している点です。現在、MTはシミュレーション教育と特別強固な連結（ハイブリッド）をしていますが、講義や臨地実習とも連動しており、4つの教育が合わさった教育（相加的教育）というより互いを強め合うような循環教育（相乗的教育）を目指しています。

看護学生によるシミュレーション授業の一場面
（アクティブラーニング力が養われている）

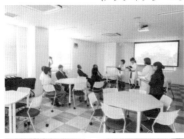 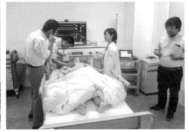

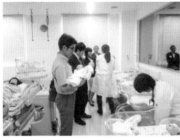 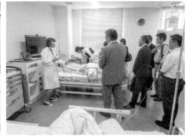

＊シミュレーション教育やMT教育がいかに学生のアクティブラーニング力を高めるかを確認することのできる一場面です。現在、100名を超える学生たちがシミュレーションサークルに所属しています。この写真は、シミュレーションサークルの4年生たちが、自分たちで作成したシナリオに沿って高校の進学指導の先生たちにシミュレーションの授業を実施しているところです。シミュレーション教育とMTとのハイブリッド教育により、学生は学年進行とともに階段を登るようにアクティブラーニング力を身につけていくようになります。

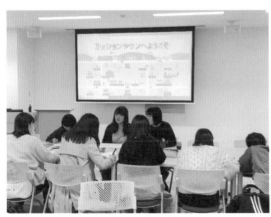 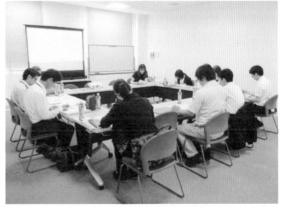

まちづくり協議会の様子　　　　　　　　　　　　　　　他大学や企業との連携会議

＊臨地実習施設・他大学・企業さらには市と連携し、授業内容や評価事例を含めの今後のMT作りを進めていく予定です。

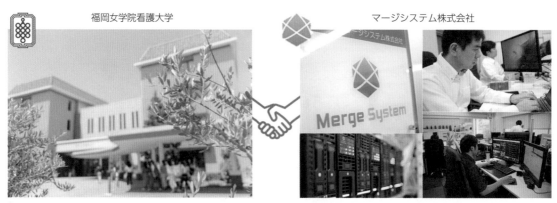

福岡女学院看護大学　　　　　　　　　　　　マージシステム株式会社

＊現在は、ICT開発、WEBサイト、ITインフラ整備などを手がけているマージシステム株式会社と委託契約を結びMT開発を進めています。

　　染みの住民が入院してきたことで入院中の看護という枠を超え退院後の患者さんをイメージするようになります。つまり、生活する患者さんという視点を持ってシミュレーション授業に取り組むことができるようになると考えています。つまり、シミュレーション教育とMT教育の質を互いに高め合う効果があるということです。

　　同様のことは、講義とMT、臨地実習とMTの間でも可能なことだと考えています。

　　MTの開発は産学官が連携して進めています。

第2部

ミッションタウンの活用の実際

Ⅰ. ミッションタウン誕生のきっかけ

　　ミッションタウンは、福岡女学院看護大学にある（看護の全専門領域の教員で構成された）シミュレーション教育センター運営委員会（以下、委員会）の中で誕生しました。シミュレーション教育で取り扱う患者事例を話し合いの中で、「同じ患者さんを全領域で共有できれば…」という教員の発想がきっかけでミッションタウンプロジェクトが始動しました。

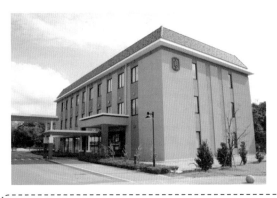

　　　■ 2016 年 9 月に 2 号館として設立
　　　■ 鉄筋コンクリート　地上 3 階
　　　　　センター：2 階・3 階部分
　　　　　延べ床面積 954m²
　　　　（共用部分、廊下、WC 除く）

福岡女学院看護大学シミュレーション教育センター（AI Sim）
「AI Sim」とは、キリスト教の愛、出会い、学び合い にちなんでいます。

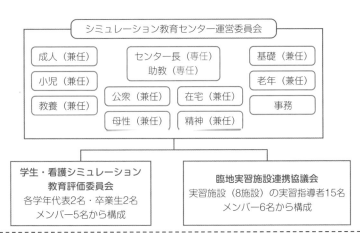

シミュレーション教育センター運営委員会は、全専門領域から構成されています。
また、「学生・看護シミュレーション評価委員会」「臨地実習施設連携協議会」の協力も得て運営しています。

1 ミッションタウンの歴史

ミッションタウン構想（2017年）から3年間の歴史を紹介します。

2017年度　MTの事例や町を構想した時期

月日	内容	月日	内容
4月	事例の収集・精選	11月	マージシステムとWebシステム構築会議
5月	町の概観、家族構成	12月	MT小冊子作成
6月	・難病事例、障害児、虐待など町に掲載したい各領域の要望聴取と検討 ・地区の特徴・家族の増やし方 ・タウン活用に向けた領域と住民のマトリックス作成	2018年2月	・家族構成や住民情報の変更方法 ・小冊子はシンプルな情報のみ掲載
7月	・MTベータ版作成・学内公表	3月	・小冊子配布 <Webシステム構築> ・住民の確認方法 ・学生入口、管理者（教員）入口 ・管理者画面から住民情報入れ替え ・空き家設定 ・社会資源の掲載
8月	日本看護学教育学会（交流セッション）にて紹介		
9月	・住民の個人情報追加 ・タウン活用方法検討		
10月	「看護教育」に掲載 ・住民36名に設定 ・ホームページにバナー作成案		

2018年度　Web版開発の時期

月日	内容	月日	内容
4月	<マージシステムとの打ち合わせ> ・学生入口 ・使用するブラウザー（スマホ・PC） ・管理ページ（家族・個人） ・家族関係者登録 ・家族続柄掲載 ・個人の健康状態 ・家族の並び順 ・空き家の数 ・登場人物の性別とフリガナ ・社会資源・設備の設置 ・大学におけるMTの解説追加	9月	納品 全学へ説明会
		10月	<追加機能打ち合わせ> ・アクセス解析 ・ニュース機能 ・ゲスト入口 ・市役所の検索機能 ・病院施設のpdfファイル追加
5月	社会資源の要望聴取	2019年2月	・使わない住民の検討 ・7歳児追加（発達段階の関係） ・中川家追加（健康教育のため） ・外国人追加（外国人Simのため） ・女児から男児への変更（演習事例との関係により）
6月	建物や施設の掲載内容検討		
7月	全教員へ機能説明・意見聴取		
8月	日本看護学教育学会で発表	3月	・在宅ターミナル事例追加（子宮がん）

2019年度　MT拡大・整備の時期

月日	内容
4月	・まちづくり協議会設立（学生もまちづくりに加わる） ・統計の授業にミッションタウン活用 ・他大学とつながる
6月	・エクセルファイル、アクセスファイルが閲覧可能となる（統計情報・カルテ情報の設置が可能になる）
9月	・全教員へ追加機能説明会 ・教育用電子カルテ説明会
11月	・第16回日本e-Learning大賞厚生労働大臣賞を受賞 ・まちづくり協議会開催（社会資源の解説を学生が担当）

1) 住民や町を構想した時期（2017年1月〜2018年3月）

■ 2017年4月（第1回委員会）

　ミッションタウンは共有事例を検討するために各領域が授業や演習で用いている事例を収集することから始まりました。全領域で授業・演習で使っている患者・妊婦・地域住民などを集めると70を超える事例が集まりました。集めた事例の中で、どの事例を使えば4年間の学習内容が網羅できるのかについて、疾患や、年齢構成、家族構成などを検討していきました。

表1　事例の収集作業で活用したファイル（抜粋）

「ミッションタウン」プロジェクト〜領域を超えた事例の共有化にむけて〜

【作業内容】これまで授業・演習等で使った事例を挙げてください。看護過程に限らず、小さなワークで使用した事例でも構いません。
　　締切：4月28日（金）

【ミッションタウン・プロジェクトのねらい】
・各領域で活用していた事例を洗い出し、家族として、同じ町の住人としてつなげられる事例を検討しミッションタウンを創ります。
・ミッションタウンは、教員・学生が共有し、「〇〇さんだったらどうかな？」という例え話でも使えるようにすることで、学生の学習が途切れないようにつなげていくことを目指します。
・この疾患をもつ人はAさんという疾患のつながりを領域間で結びつけることをめざします。

領域名	科目名	学年	教育方法	名前（あれば）	年齢（ライフステージ）	性別	疾患	家族構成	その他
成人	健康教育論	2	ペーパーシミュレーション	Aさん	55歳	女	2型糖尿病	夫・長男・長女	中範囲理論を使った自己管理に向けた指導案の作成
成人	援助論演習（急性期）	3	ペーパーシミュレーション	Bさん	61歳	男	胃がん・高血圧	長男・次男・長女 妻：死亡	胃切除術後の看護過程の展開（術後2日目までを中心に）
成人	援助論演習（慢性期）	3	ペーパーシミュレーション	Aさん	45歳	女	2型糖尿病	夫・5歳長女・3歳次女	血糖コントロール不良でインスリン療法開始の患者の看護過程の展開
成人	クリティカルケア	3	シミュレーション	Bさん	61歳	男	胃がん・高血圧	キーパーソン・長男	胃切除術（開腹術）後2時間の観察項目の理解とアセスメント
母性	母性看護援助論演習	3	ペーパーシミュレーション	Aさん	27歳	女	疾患ではないが…つわり	未入籍	妊婦（妊娠7週0日）情報収集と保健相談 2015, 2016
母性	母性看護援助論演習	3	ペーパーシミュレーション	Bさん	18歳	女			妊婦（妊娠16週3日）情報収集と保健相談 2015, 2016
母性	母性看護援助論演習	3	ペーパーシミュレーション	Cさん	37歳	女	前回切迫早産		妊婦（妊娠25週2日）情報収集と保健相談 2015,2016

　家族構成を検討する段階のメールのやり取りです（表2、2017年5月6日）。ミッションタウンの家族構成も授業で活用する疾患や家族背景を考えながら、教員同士が町づくりを楽しみながら行っている様子が伝わります。このように、ミッションタウンは教員のサークル活動のように進められました。

表2　ミッションタウン打ち合わせの後の教員のメールのやり取り…（一部抜粋）

> 教員A：家族追記しています。病院に入院していなくて良さそうです。
> 教員B：妄想を膨らませております（青字で加筆）
> 　　　　メタボ予備軍と閉じこもり事例があるといいですね。
> 教員C：難病の在宅事例も加えたいですね。
> 教員D：今日は楽しかったですね。今日話に出た家族（①②）をデータにしました。家族①は子供を2人にして、それぞれの同級生に疾患を抱える子を入れました。川崎病は過去に発症した形にしましたが良かったでしょうか…。

■コアメンバー会議

　シミュレーション教育センター運営員会とコアメンバー会議（代表教員4〜5名）の会議を重ねながら町づくりが進められました。大学の所在地である古賀市をベースとした町づくりを検討しながら青写真を描きながら構想を練りました。

2017年5月11日（第2回委員会会議録）
〈ミッションタウンに入れたい事項に関する各領域の意見集約〉
・公衆衛生・在宅領域：生活保護や虐待、難病、在宅用特殊医療機器の使用事例
・小児領域：各発達段階の網羅
・老年領域：高齢者夫婦の認知症や独居老人
・町の概観、住民や家族構成の検討
・どこまで家族を増やすのか、健康な人も必要、全ライフステージを網羅したい
・古賀市のデータを基に、住民の背景である"町"の概況を設定すると住民の傾向が表れ、よりリアルな家族情報が設定できる

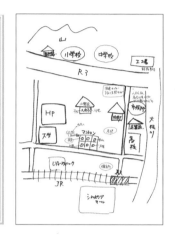

図1　ミッションタウンの青写真を描いたもの（2017年5月頃）

■Web版ミッションタウン試作および小冊子による学内周知

　2017年度のミッションタウンプロジェクトは、委員会を中心に住民や町の施設を決めると同時にWebで閲覧できるβ版を作成しました。町の概観や住民がWebで視覚化されることで教員の発想は膨らみ、町の詳細が次々と話し合われました。

　後期からは業者（マージシステム）とWeb版開発に向けて検討を始めると同時に、住民が閲覧できる小冊子を作成し学内教員や学生への周知をはじめました。

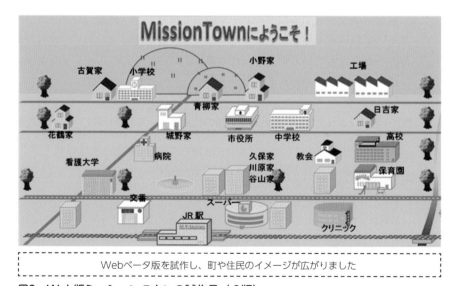

図2　Web版ミッションタウンの試作品（β版）

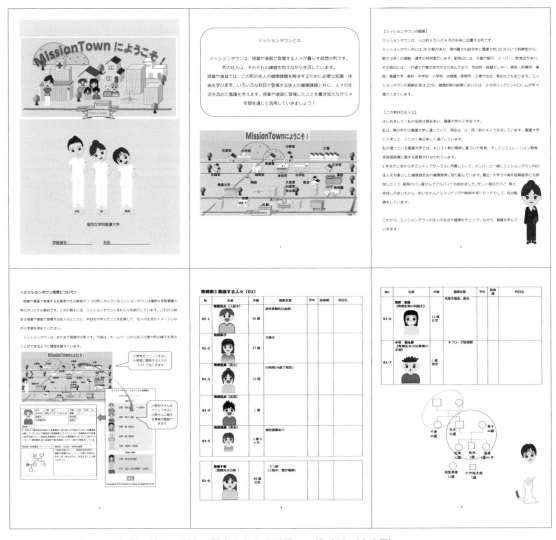

＊ミッションタウン開発初期に教員や学生へ配布された小冊子の一部（2018年3月）

図3　ミッションタウンの小冊子

2）Web版開発を進めた時期（2018年4月〜2019年）

　　2018年4月からは、福岡女学院看護大学 学院活性化助成金の支援を受けてWeb教材開発に取り組みました。「スマホでも閲覧できるようにするのか？」「管理者画面は？」「自宅に入るとどのような情報が得られるのか？」「アクセス解析方法は？」など、コアメンバー会議とシステム会社、シミュレーション教育センター運営委員会、全教員からの意見聴取な

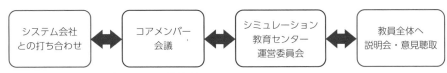

図4　Web版開発に向けての組織体制

どを繰り返しながら、9月に納品され2018年度後学期からは本格始動となりました。

　　ミッションタウンの活用が活発になると同時に事例が活用される領域や科目が確認できるマトリックスを全教員で共有し事例の活用をシミュレーション教育センター運営委員会で話し合いました。現在でも月に1度の検討を続けており、住民情報の変更や住民の転入転居なども委員会を通して行っています。

ID	氏名	関係性	年齢	疾患	備考	基礎看護学	成人看護学	老年看護学	母性看護学	小児看護学	精神看護学	在宅看護学	公衆衛生	シミュレーション教育	多言語
02-1	小野 武		85歳	慢性心不全			援助論Ⅱ(○)					在宅援助(○、◎)		総合演習(●)	
02-2	小野 美津子		80歳												
02-3	小野 義弘		61歳	胃がん			援助論演習(看護過程)(◎) 援助論Ⅰ(●)							総合演習(●)	
02-4	小野 和子		55歳	Ⅱ型糖尿病	民生委員		健康教育論(◎)							ゴミ収集(●) 総合実習(●)	
02-5	小野 恵		28歳	肥満	無職 健診未受診										
02-6	小野 道子	小野義弘の妹	55歳	子宮がん								在宅援助(○、◎)			
02-7	中川 宏之	小野義弘の同僚	60歳	急性心筋梗塞			援助論Ⅱ(○)								
03-1	花鶴 博		76歳	脳梗塞		フィジカル(○◎)						在宅援助(○、◎)		総合演習(●)	
03-2	花鶴 春美		74歳	骨折	夫介護疲れ	方法論Ⅰ(◎)	援助論Ⅰ(○)								
03-3	花鶴 翔		48歳		自営業										
03-4	花鶴 美千代		42歳	妊娠糖尿病					援助論(○)						
04-1	古賀 千鳥		80歳	筋力低下		方法論Ⅰ・Ⅱ(◎)		○					公看概論(○) 公看Ⅱ(◎)	総合演習(●)	

ミッションタウン住人の領域での活用状況　○:授業・事例紹介　◎:演習　●:シミュレーション演習　2019/3/19

図5　事例マトリックス（一部抜粋）

3）ミッションタウン拡大・整備の段階（2019年〜）

　　2019年度からは、統計の授業や多言語医療支援コースの事例にもミッションタウンが活用されるようになりました。また、学生も参画するまちづくり協議会が始まり、活用範囲が広がる中、第16回日本e-Learning大賞 厚生労働大臣賞の受賞につながりました。具体的な活用事例は、後ほど紹介します。

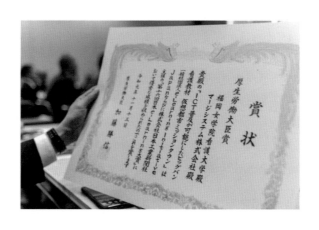

② ミッションタウン住民の一部を紹介します

　現在ミッションタウンには、47名14家族が居住しています。家族全員が病気をもつ設定ではなく、必要な事例は兄弟や友達など関係者が健康問題を抱える設定になっています。

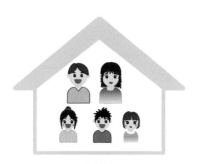

青柳家

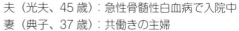

〈青柳家〉夫婦と子供３人の５人家族
夫（光夫、45歳）：急性骨髄性白血病で入院中
妻（典子、37歳）：共働きの主婦
長女（宏美、12歳）：川崎病（２歳で発症）
長男（拓未、５歳）：
次女（真美、１歳９か月）：熱性けいれん有

〈青柳家に関係する人々〉
夫（光男）の妹（千春）：うつ病で入院中
長男（拓未）のお友達（小竹祐太郎）は、
ネフローゼ症候群により治療中
須賀健くんは気管支喘息です

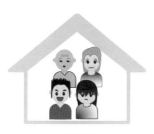

花鶴家

〈花鶴家〉
高齢者夫婦２人暮らしをしています。息子夫婦は近隣に居住している設定です。

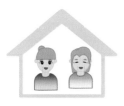

古賀家

〈古賀家〉
凸賀千鳥さんは高齢者一人暮らしで筋力低下があるかたで１年次の科目から登場して援助を勉強させてもらっています。同じ団地に居住しているお友達の阿部マツコさんが認知症を発症して心配しています。

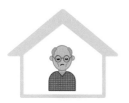

日吉家

〈日吉家〉
COPD（慢性閉塞性肺疾患）の病気を抱えながら高齢者１人暮らしをしています。

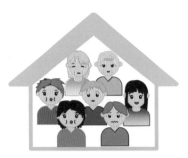

小野家

〈小野家〉
3世代家族で、心疾患のある祖父、夫は胃がんを発症、妻はⅡ型糖尿病、娘は無職で肥満のようですが健康診断を受けていないようです。
関係する人々にも援助が必要そうです。

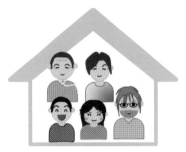

城野家

〈城野家〉
ALSの夫、娘は1型糖尿病、夫の兄は統合失調症で入院中のようです。

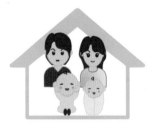

久保家

〈久保家〉
久保家には妊娠から出産、子育てまでいろいろと勉強させていただいています。赤ちゃん（准くん）は出生時と5か月のイラスト付です。

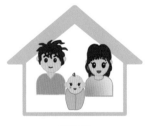

谷山家

〈谷山家〉
17歳の高校生（さおりさん）が出産予定です。
どのようなサポートが必要でしょうか？

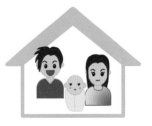

川原家

〈川原家〉
切迫早産で産まれた子供への虐待が心配されています。赤ちゃん（海斗君）は食物アレルギーもあるようです。

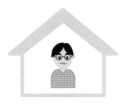

小山田家

〈小山田家〉
独身の予備校講師の小山田さんはメタボリックシンドロームが疑われています。保健指導が必要なようです。

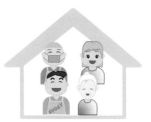

中川家

〈中川家〉
結核感染疑いの夫（益男さん）、糖尿病の妻（康子さん）など、健康問題への介入が必要な家族のようです。

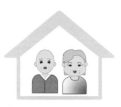

野崎家

〈野崎家〉
人工股関節置換術の手術を受けた妻（美智子さん）が退院します。訪問看護師としての援助を学びます。

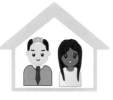

永田家
（国際結婚）

〈永田家〉
フィリピン出身の妻（エンジェルさん）が妊娠したようです。日本語ができないエンジェルさんにどのようなサポートが必要でしょうか？

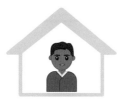

ハッサン・ワヒド・
ダーマワン
外国人研修生

〈ハッサン・ワヒド・ダーマワン（外国人研修生）〉
外国人研修生のダーマワンさんが、腹痛で救急外来を受診しました。英語はわかるようです。

③ ミッションタウンの社会資源を紹介します

　ミッションタウン内には、住民が生活する戸建てや団地・アパート・マンションの他にも駅、市役所や交番、郵便局、スーパーや商店街、学校や会社、公園などを設置しています。また、保健医療福祉施設としては、総合病院やクリニック、保健所や保健センター、訪問看護ステーション、高齢者関連施設、子育て関連施設などを設置しています。

　これらは、住民が健康的にその人らしく生活するうえで重要な社会資源であり、各領域で意見を出し合いながら検討しました。

　学生がWeb上のミッションタウン内の社会資源をクリックすると、その施設の情報が表示される仕組みとなっています。

　例えば、看護大学には学内の情報が入っており、さらに看護大学の横にある掲示板には、タウン内での新着情報が随時閲覧できるようになっています。

　市役所には住民課があり、現在のミッションタウン全住人の情報や家族構成などを確認することができます。市役所内にある市長室では、市長によるメッセージがあり、統計課をクリックすると、ミッションタウン住民の健康診断のデータを閲覧することができます。

　さらに総合病院（オリーブの森）については、それぞれに「内科」「外科」「外来」「産科」「小児科」「精神科」「ICU」「救急外来」「地域連携室」「健診センター」が入っており、病室の状況がイメージできるようになっています。さらに、各科に入院した患者情報が電子カルテも閲覧することできます。訪問看護ステーションや保健所や保健センター等、他の施設においても、施設の特徴や利用者の情報を確認することができます。ミッションタウン内の高齢者関連施設においては、「介護老人保健施設」や「グループホーム」等が、子育て関連施設においては、「乳児院」や「児童相談所」等、複数の施設が含まれており、社会の動向に合わせて、新たな社会資源を追加できる仕組みにしています。

　ミッションタウン内の社会資源の有効活用については、教員間でも検討を重ねているところです。

　ミッションタウン内での社会資源にふれながら、事例の生活と健康に関連する保健医療福祉の動向をふまえた看護とは何か、学生にさらに学びを深めてほしいと思っています。

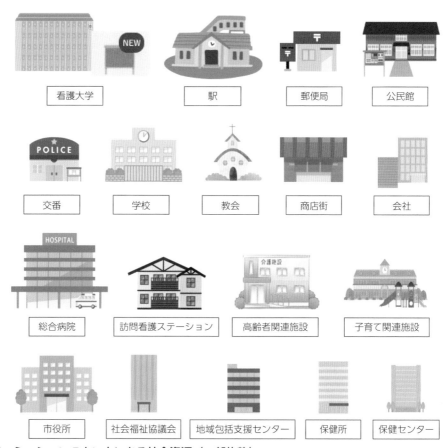

看護大学　　駅　　郵便局　　公民館

交番　　学校　　教会　　商店街　　会社

総合病院　　訪問看護ステーション　　高齢者関連施設　　子育て関連施設

市役所　　社会福祉協議会　　地域包括支援センター　　保健所　　保健センター

図6　ミッションタウン内にある社会資源（一部抜粋）
＊社会資源をクリックするとその特徴や利用者の情報を見ることができます。

Ⅱ．シミュレーション教育での活用例

　　大学全領域で取り組んでいるシミュレーション教育における、ミッションタウン活用の一部をご紹介します。

① 「総合看護演習」の実際

　　4年生の選択科目「総合看護演習」は、15コマすべての時間を使ってシミュレーション演習を行っています。演習にはMT住民である6人が登場します。もちろんこの6人は、1年生から受講してきた科目の中で登場してきた人々です。4年生の統合科目に登場する時には、病状が進行しており、家族背景や社会資源など時間的経過や社会とのつながりを考えることが求められる設定になっています。

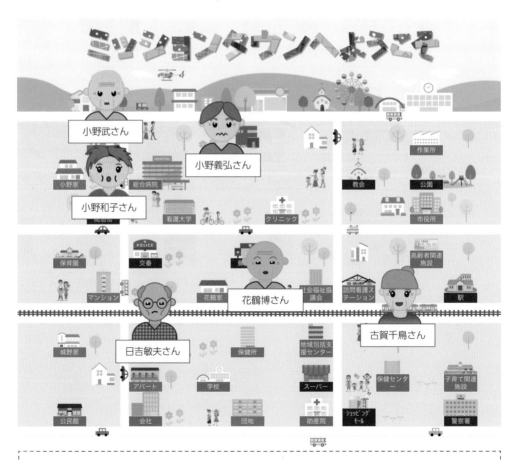

　　学生はMTから患者情報を確認して事前学習を行います。

図7　総合看護演習で登場する住民（6名）

【総合看護演習（後期選択科目15コマ）の授業概要】
基本的看護援助技術を中心としたシミュレーション学習を通して、これまでに学習した知識・技術・態度を統合し、基礎教育から臨床実践へ移行するための基盤をつくる。

【学習者】　看護大学4年生（74名）

【到達目標】

 (1) 統合的な知識と技術を活用し、基本的な援助技術が実践できる。

 (2) シミュレーション学習を通して、対象のフィジカルアセスメントを実施できる。

 (3) シミュレーション学習を通して、対象に必要な看護援助技術を実践できる。

 (4) 患者の優先順位の判断や臨機応変な対応ができる。

 (5) 上記を統合的に学び、自己の課題を明確にすることができる。

【学習内容】

回数	学習内容	MT住民
1	オリエンテーション（授業の進め方と学習方法）	
2・3	脳血管障害を有する患者の看護シミュレーション	花鶴博
4・5	呼吸困難のある患者の看護シミュレーション	日吉敏夫
6・7	肝機能障害のある患者の看護シミュレーション	
8・9	糖尿病を有する患者の看護シミュレーション	小野和子
10・11	心疾患のある患者の看護シミュレーション	小野武
12・13	高齢者の看護シミュレーション	古賀千鳥
14・15	消化器疾患を有する患者の看護シミュレーション	小野義弘

【シミュレーション演習の進め方】

 □ 各演習でミッションタウンに提示された事前学習をしてくること。

 □ シミュレーション演習では確認テストを行なう。

 □ シミュレーション演習は5〜6人グループで実施する。

 □ 白衣、ナースシューズで集合すること。

 〔持ってくるもの〕

  バインダー、秒針付き腕時計、事前学習した資料

【評価】

 確認テスト（30%）、参加態度（20%）、最終レポート（50%）

❷ 花鶴博さんのシミュレーション演習

　　ここでは、総合看護演習で実施している花鶴博さんのシミュレーション演習の一部を紹介します。毎回シミュレーション演習の1週間前には事前課題を提示して事例に関連する疾患や看護の予習や関連する国家試験問題に取り組みます。このような事前学習は、MTを通して課題が提示され、事前学習に取り組みます。

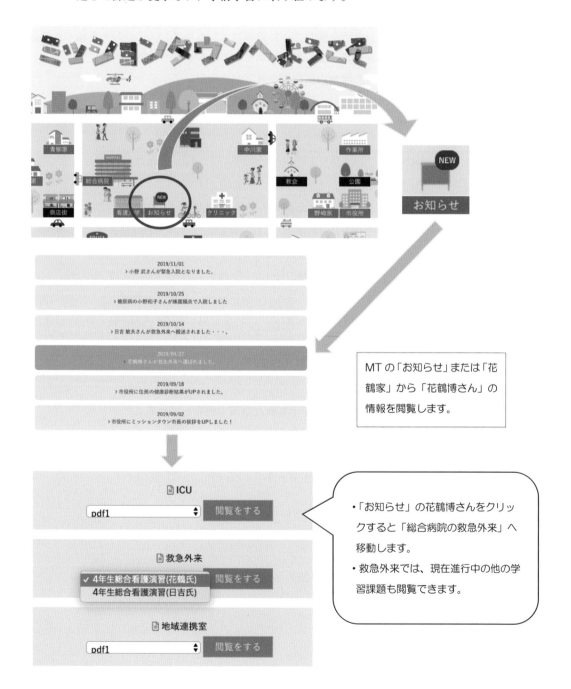

MT の「お知らせ」または「花鶴家」から「花鶴博さん」の情報を閲覧します。

・「お知らせ」の花鶴博さんをクリックすると「総合病院の救急外来」へ移動します。
・救急外来では、現在進行中の他の学習課題も閲覧できます。

■ 「花鶴博さん」のシミュレーション演習

　事前学習で花鶴さんの背景や脳血管障害に関する病態生理、症状、看護について学習をしています。シミュレーション演習では、「花鶴さんが救急外来へ運ばれました看護師として何ができるかシミュレーションで考えましょう。」という課題に取り組みます。

氏名	花鶴　博		年齢	76	性別	男
生年月日	昭和 17 年 10 月 9 日		職業	無職		
診断名	脳梗塞					
既往歴	高血圧					
家族構成	妻（春美 74 歳）と二人暮らし					

現病歴
72 歳に脳梗塞を発症し、失語症（運動性失語）と右上下肢の不全麻痺が生じていた。
その後、リハビリテーションをして自宅で生活できる状態となり妻と暮らしていた。
今朝(11/16)トイレに入ったまま戻ってこないので見に行くとトイレで倒れていた。
妻が発見した直後に救急車を要請した。

精神的・社会的・経済的背景
喫煙歴 50 年（20 本/日）、毎日の晩酌が楽しみ（ビール 500ml/日）

【事前学習】
・下記の URL から脳血管障害に関する国家試験問題を回答し、関連する脳梗塞・脳出血の病態生理、症状、看護について学習すること。
・事前学習で使った教科書・資料を演習に持ってくること。

https://forms.gle/33ii7MXSbQ8jH2Hr9

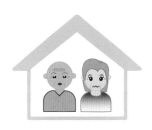

花鶴家

図8　救急外来の花鶴博さんをクリックすると患者概要や事前課題を確認できます。

テーマ：脳血管障害のある患者の看護
場　所：救急外来
目　標：脳神経系のフィジカルアセスメントができる
　　　　患者の病態変化に気づきアセスメントができる
　　　　指導者へ簡潔に報告できる
シミュレーションの課題
　①現在21時。あなたは救急外来看護師です。21時に救急外来に来た患者の状態観察を5分で行ってください。
　②あなたはICU看護師です。花鶴さんはICUに入室して8時間経過しました時です。花鶴さんの状態観察を5分で行ってください。

表3　タイムスケジュール

時間配分	内容	備考
13：25〜13：50 （25分）	オリエンテーション 本日の目標・スケジュール確認 アイスブレイク 事例提示（情報把握） 役割分担・訪室時の観察項目確認	
13：50〜14：00 （10）	シミュレーション①　救急外来場面	1人目
14：00〜14：40 （40）	デブリーフィング	
14：40〜14：50 （10）	休憩	
14：50〜15：00 （10）	シミュレーション②　ICU場面	2人目
15：00〜15：40 （40）	デブリーフィング	
15：40〜15：50 （10）	シミュレーション③　先輩への報告	
15：50〜16：05 （15）	国試問題　回収まで	
16：05〜16：15 （10）	GW：国試問題グループ回答	
16：15〜16：25 （10）	解答・解説	
16：25〜16：35 （10）	まとめ・次回お知らせ	

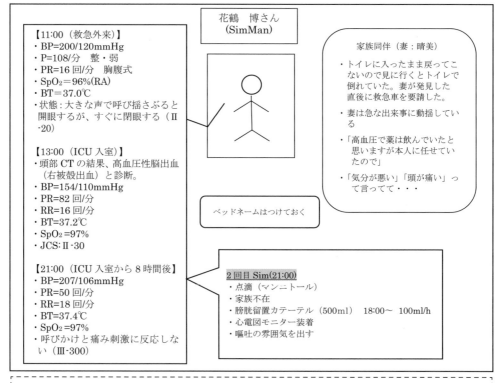

シミュレーション場面での情報収集と頭部CT結果を示しながら、経時的に変化する状態をデブリーフィング（振り返り）で深めていきます。

図9　シミュレーション場面における花鶴さんの状態

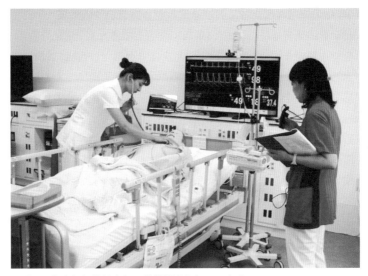

＊ICUに入室した花鶴さんの状態観察をしています。

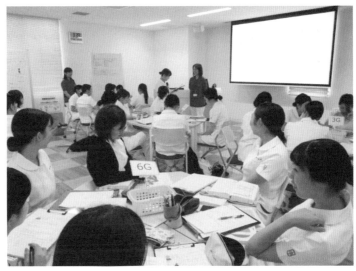

＊花鶴さんの状態を先輩看護師へ報告しています。

■最後に過去の国家試験で知識の確認

　シミュレーション演習の最後には国家試験の過去問題による確認テストを行います。個人の回答は回収して評価に反映します。その後、グループ解答を検討し答え合わせおよびその内容に関する知識のまとめを行います。

　この科目は、4年間で学習した知識・技術の統合と臨床実践への橋渡しをすることを狙いとした科目です。4年間の授業の中で学んできた親しみのあるMTの住民を通して、国家試験を意識した学習と共に4年間を振り返る良い機会となっているようです。

■4年生の総合看護演習におけるミッションタウンの効果

　総合看護演習は、これまで4年間で学習してきたMT住民を活用してシミュレーション演習を行っています。シミュレーションはできるだけ現場に近い状況で援助と振り返りをくり返して行う教育です。学生が状況に没入して援助するために、対象者をどれだけリアルに感じられるかも重要になります。この演習では援助する対象がこれまでの学習の中で関わった人物であり、その方の生活背景も含めて理解しているため、この科目における知識・技術を統合する力を向上するためにMTは重要な役割を果たしていると感じています。

　実際、学生は住民（患者さん）の名前と聞くと親しみを感じ、より援助に気持ちが入りやすくなっているようです。学生は、全領域の教員が検討して作ったMTへの思いも感じるとともに、シミュレーションでの家族や生活の視点をつなげているようです。

■今後の展開

　現在のMTは、患者の生活や家族のイメージ化が主な活用方法となっています。今後は動画やeラーニング、eポートフォリオの導入などMTによる教材発信をすることで、学生の学びを刺激する教材へ発展させていきたいと考えています。

Ⅲ．MT 事例の活用の実際〜科目のつながり〜

❶ 複数の科目で登場するミッションタウンの住人を紹介します

1）Ⅱ型糖尿病を抱える小野和子さんと家族を紹介しましょう。

小野和子さんはⅡ型糖尿病を抱えた55歳の女性でパートの仕事をしています。家族は夫の義弘（61歳）と長女の恵（28歳）がいて、義理の父である武（85歳）と義理の母の美津子（80歳）と5人で暮らしています。

小野和子さんは、5年前に風邪をひいた後、口喝感や倦怠感が続くため近くのクリニックを受診しました。そこで、空腹時血糖値が180 mg/dLでHbA1cが7.6％と血糖値が高く、尿糖が出ていることを指摘されました。その時は、食事と運動のコントロールで血糖の調整を図るように食事指導を受けました。食事指導では単位計算等のカロリー計算の方法を習いましたが、自覚症状が無かったため、途中で止めてしまいクリニックの受診も止めてしまいました。この小野和子さんのⅡ型糖尿病の現病歴は、様々な授業の中で登場します。

夫の義弘さん（61歳）は、60歳まで会社員として働き、定年退職後の現在は無職です。定年退職した後に胃がん（ⅡB）が見つかり、手術を受けることになりました。小野義弘さんの手術前後の看護を2〜3年生の授業で学習します。

長女の恵さんは28歳ですが、現在無職でアルバイトを時々しています。経済的に自立できていないため、今も両親と祖父母と共に小野家で暮らしています。体型は肥満気味ですが、健康診断は受けていないので、特に健康障害を指摘されたことはありません。

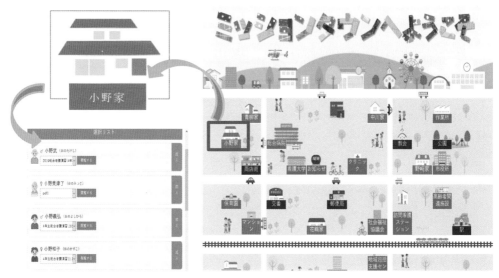

図10 ミッションタウン内の小野家

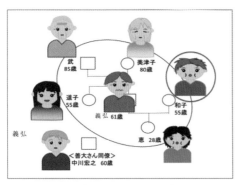

図11　小野家とゆかりの人たち

小野和子さんの義父、小野武（85歳）さんは、74歳の時に大動脈弁閉鎖症のため弁置換術の手術を受けています。その後75歳で心筋梗塞を発症し、2年前から慢性心不全の診断を受けています。4年生の授業では、小野武さんの慢性心不全が悪化して入院した場面を設定した授業が行われます。

小野和子さんの義母の美津子（80歳）さんは特に健康上の問題はなく、夫の武氏が入院した時の看病をしています。

氏名	小野　和子		年齢	55	性別	女
生年月日	昭和　　年 10月 9日		職業	パート		
診断名	Ⅱ型糖尿病					
既往歴	特記事項なし					

現病歴

5年前に口渇、倦怠感が持続するため近医を受診したところ、尿糖および血糖の高値を指摘され、Ⅱ型糖尿病の診断を受ける（FBS 180 mg/dL、HbA1c 7.6%）。食事療法のみで血糖コントロールを図るため、外来で糖尿病栄養指導を2回ほど受けた。しかし、自覚症状がなかったため、次第に受診もやめてしまった。今年、6月に糖尿病だった知人が視覚障害となり、怖くなり受診した。その際、FBS 230 mg/dL、HbA1c 8.9%と悪化が認められ、自ら入院加療を希望し入院となる。

家族歴・家族構成・キーパーソン

・義父（小野武：85歳）　・義母（小野美津子：80歳）　・夫（義弘：61歳）
・娘一人（恵：28歳）の5人暮らし

精神的・社会的・経済的背景

・母親も糖尿病だったことから、遺伝の問題だから仕方がないと考えている。
・治療は医師に任せていれば、安心。
・食事を減らさなければならないと分かってはいるけど、お腹が空くと食べてしまう。
・栄養指導で単位計算も習ったけど、難しくて献立を考えるのが億劫になった。
・入院前は、パートタイムの仲間たちとおしゃべりして、おやつをつまむのが楽しみ。
　これを止めたら一人だけ仲間はずれになりそうよ。

治療方針

・薬物療法開始（入院3日目からグリミクロン（40）2T2×、朝と夕食前）
・運動療法（1日20分×2回のウォーキング）　・食事療法（糖尿病食1400 kcal）
・入院時身体所見：身長155 cm、体重63 kg
・体温36.5℃、脈拍90回/分（整）、血圧152/84 mmHg、呼吸20回/分（規則的）口渇・倦怠感が持続
・75 gOGTT（入院2日目）
前：200 mg/dL、30分値：250 mg/dL、60分値300 mg/dL、90分値：280 mg/dL、120分値：260 mg/dL

入院から受け持つまでの情報（受け持ちは入院2日目から）

・体温36.0〜38.8℃、脈拍84〜92回/分（整）、血圧148〜152/80〜90 mmHg、呼吸16〜20回/分
・口喝、倦怠感、下肢のしびれ（両足）は持続
・食事は全量摂取、ごみ箱に時々お菓子の空袋が見られる。
・運動療法は実施しているが、それ以外はベッド上で横になっている。
・毎食前血糖値測定結果：朝食前180－210、昼食前190－200、夕食前196－220

事前学習

・Ⅱ型糖尿病の診断基準および検査データの基準値
・小野さんの経口薬（内服）療法の薬物の種類、作用特性（効果が表れる機序）、副作用

図12　小野和子さんの基本情報

　現在、小野家に同居しているのは前述の5人です。その他にも小野家にゆかりのある人もミッションタウンの住人です。一人は小野義弘さんの妹で道子さん（55歳）です。道子さんは乳がんを発症して治療中です。また、小野義弘さんの職場の同僚だった中川宏之さん（60歳）もミッションタウンの住人です。

❷ 小野家の人々が登場する授業を紹介します

1）小野和子さん

　小野和子さんは、2年生の前期授業である「コミュニケーション・リテラシー」、後期に「健康教育論」、4年生の「総合看護演習」に事例として登場します。

（1）小野和子さんに関する共通する基礎情報

　小野和子さんは、5年前にⅡ型糖尿病の診断を受けています。食事指導を受けましたが止めてしまい、受診も中断してしまいました。

　小野和子さんが登場する科目で共通する情報は、Ⅱ型糖尿病の診断を受けるまでの現病歴や日常の食習慣や運動習慣、パートで仕事をしていること、糖尿病だった知人が視力障害を発症したと聞き、急に怖くなって本格的に治療しなければ、自分も目が見えなくなるのではと思い自ら入院することにした、というようなⅡ型糖尿病の経過をデータベースとして共有します。

　さらに、小野和子さんの糖尿病の状態を表す血糖値の推移や自覚症状、合併症の症状の有無などのデータも示しています。

（2）2年生前期「コミュニケーション・リテラシー」

　この科目は2年生5月〜6月の時期に、教育入院している小野さんを看護学生である自分が受け持ったという設定で、バイタルサインの測定と症状を観察する際のコミュニケーションについて学習します。小野さん役の模擬患者さんを相手にシミュレーションを行う授業です。ここでは2年生の学習進度に合わせて小野さんのバイタルサインや血糖値の状態、入院中の食事や運動療法の管理の情報を追加しています。

（3）2年生後期「健康教育論」

　この科目では、小野和子さんにⅡ型糖尿病の自己管理能力を高める健康教育の指導案（シナリオ）や教材を作成する演習を実施します。そして、看護師役となった学生が小野さん役を演じている学生に健康教育を行うというロールプレイングを行います。

　小野さんのⅡ型糖尿病の自己管理能力を高める健康教育のため、2年生前期に提供した小野さんの情報以外に、入院前の食生活習慣や運動習慣、疾病や治療への知識や認識などの情報を具体的に追加しています。これらの情報をもとに、小野さんに糖尿病の合併症に対する危機感を高めるような指導計画や行動を変容することのメリットについて情報提供する、間食をカロリーが低いものに変換する方法等について指導計画を立案します。そして、指導計画に基づいた媒体も作成した上でロールプレイングを実践します。

（4）4年生後期「総合看護演習」

　この科目は4年生の選択科目です。糖尿病の教育入院から退院し、自宅で療養していた小

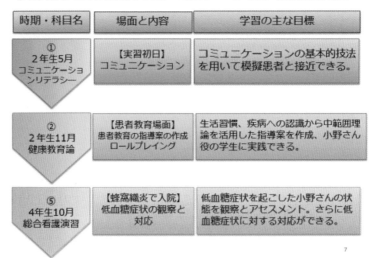

図13　小野和子さんを活用した授業科目と主な内容

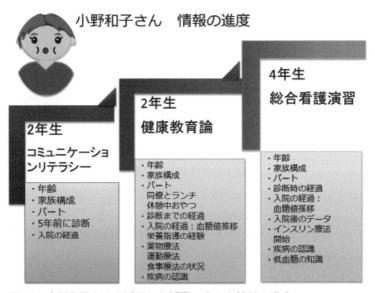

図14　小野和子さんを活用した授業に応じた情報の進度

野さんが蜂窩織炎となってしまいミッションタウンのオリーブの森病院に再入院します。入院後、蜂窩織炎の治療を受ける小野和子さんは、発熱によって食事が摂取できずにシックデイとなり、急激に血糖コントロールができなくなったという状況を想定したシミュレーション学習を行います。

　シミュレーション学習は、蜂窩織炎で入院した小野和子さんの状態を観察する場面です。小野和子さんの入院中の情報は、オリーブの森病院にアクセスすると電子カルテを閲覧し、シミュレーション演習前に情報を確認することが可能です。また、小野和子さんのファイルを閲覧するとⅡ型糖尿病の疾患や病態、検査、看護に関する知識を確認できるテスト機

能もあります。このテスト機能にチャレンジすることでⅡ型糖尿病について身につけておきたい知識を繰り返し問題を解くことで確実に習得することができます。もちろん、シミュレーション演習が終了後にも復習することも可能です。事前の予習とシミュレーション、そして復習を繰り返すことで小野和子さんの学習を深めることができます。

①コミュニケーション・リテラシー

時期	場面と内容	シミュレーション学習のねらい
2年生5月	【実習初日】 自己紹介とコミュニケーション	コミュニケーションの基本的技法を用いて模擬患者と接近できる。

学習者・人数	2年生・1グループ5名
場面	内科病棟
シミュレーション時間	4分／回
主な目標	①患者に適切な態度で接近することができる。 ②患者の現在の気持ちを理解することができる。 ③患者の気持ちを聞き取ろうとする傾聴的態度がとれる。 ④患者の気持ちを共感できる。 ⑤癒し（ねぎらい）の言葉で話を完結できる。
患者情報	家族構成、パート、入院にいたる経過
シミュレーション場面	実習初日、個室に入院した患者のもとに訪室する場面
方法	一人1回ずつ、模擬患者とコミュニケーションを経験し、会話場面を再構成し、振り返る。

②健康教育論

時期	場面と内容	シミュレーション学習のねらい
2年生11月	患者教育場面	生活習慣、疾病への認識から中範囲理論を活用した指導案を作成、小野さん役の学生に実践できる。

学習者・人数	2年生・1グループ5-6名
場面	内科病棟
シミュレーション時間	4-7分／回
主な目標	①事例に適した中範囲理論を選択し,指導目標を述べることができる。 ②指導目標を達成するための指導内容と方法を述べることができる。 ③作成したシナリオを実践し、理論とのつながりを自己評価できる。 ④他者のシナリオ、実践を評価できる。
患者情報	家族構成、パート、入院にいたる経過、入院時の血糖値と検査データ経口血糖降下剤の使用、入院前の生活習慣（食事、運動）、疾病に対する認識
シミュレーション場面	退院が近づいた小野さんに患者教育を実践する場面
方法	グループで作成したシナリオを一人1回ずつ患者役、看護師役となって経験し、その様子を動画撮影、自己評価する。後日、他者評価を受ける。

③総合看護演習

時期	場面と内容	シミュレーション学習のねらい
4年生10月	【蜂窩織炎で入院】 低血糖症状の観察と対応	低血糖症状を起こした小野さんの状態を観察とアセスメント。さらに低血糖症状に対する対応ができる。

テーマ	糖尿病の病態生理・症状・治療・ケア・インスリン療法
学習者・人数	2年生・1グループ6名
場面	内科病棟
シミュレーション時間	5分／回
デブリーフィング時間	15分／回
目標	①Ⅱ型糖尿病患者のアセスメントができる。 ②アセスメントに応じた対応ができる。
患者情報	今回は、右下肢の蜂窩織炎で2日前に入院。抗生物質投与、インスリン療法開始。入院時のバイタルサインのデータ、血糖値、右下肢の状態g/dL.右下肢の熱感と腫脹持続.
シミュレーション場面	入院2日目、小野さんからナースコールがあったため、部屋を訪ねた場面
方法	ナースコールがあった小野さんの状態をアセスメントし、低血糖時の対応を行い、医師に報告する。

図15　小野和子さんを事例とした演習の概要

表4　コミュニケーション・リテラシーにおけるシミュレーション演習の概要

コミュニケーション・リテラシー シミュレーション演習　概要

【演習の目的】
看護場面により近い環境で、学習したコミュニケーションの基本的技法を用いて模擬患者と相互交流を図り、自己の対人相互関係能力を振り返る。

【演習目標】
1．学習したコミュニケーションの基本的技法を用いて模擬患者と接近することができる。
　1）患者に適切な態度で接近することができる。
　2）患者の現在の気持ちを理解することができる。
　3）患者の気持ちを聞き取ろうとする傾聴的態度がとれる。
　4）患者の気持ちを共感できる。
　5）癒し（ねぎらい）の言葉で話を完結できる。
2．本演習を通し、患者との信頼関係の第一歩を築くことができる。
3．自己の対人相互関係能力を振り返ることができる。

【演習方法】
1．看護学生として受け持ち患者の1人1回は看護師役を体験する。
2．グループメンバーは、下記の役割を順番に担当する。
　①　観察者：観察項目に沿って看護者役と患者とのやり取りを観察者用記録用紙に記録する。
　②　撮影者：訪室時から看護師役のスマートフォンで撮影する。
　③　タイムキーパー：訪室時から4分間タイマーで測定し終了時刻を伝える。
3．患者とのコミュニケーション場面終了後は、スマートフォンで撮影した映像を見ながら、プロセスレコードに会話を再構成する。
4．プロセスレコードと観察者用記録用紙を基に振り返りを行う。

【受け持ち患者情報】
小野和子さん　女性　50歳代
背景：夫と二人暮らし。大学生の娘は他県の大学のため1人暮らし。パート勤務で真面目な性格。パートの同僚とランチに行くのが楽しみ。
入院までの経過：5年前に糖尿病と診断され、通院治療していたが、徐々に血糖コントロールが悪化し、本日入院となった。個室に入院中。

【現在の状況とシミュレーションの課題】
　実習1日目　午前10時。教員と実習指導者と学生による「実習担当依頼と同意」についての説明は終了しており、看護学生が初めて1人で訪室した場面です。今回の入院の経緯と現在の患者の状況を本人から直接聞いてきてください。

小野和子さんとのコミュニケーション場面におけるシミュレーション演習の様子（2年生）

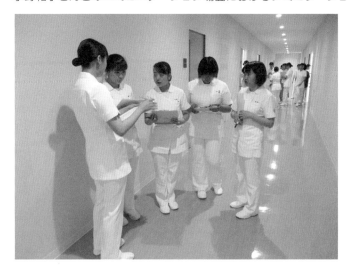

病室訪問前に各グループで作戦を立てています。

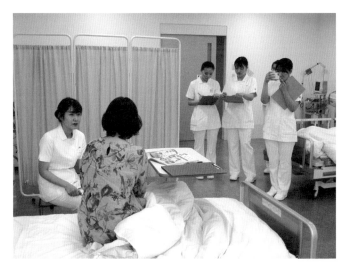

模擬患者とのコミュニケーション場面。グループメンバーもそれぞれの役割を担っています。

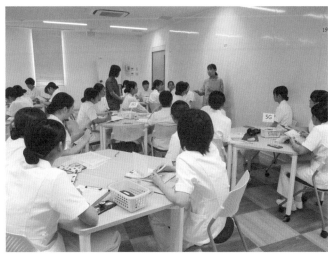

模擬患者からフィードバックを受けています。

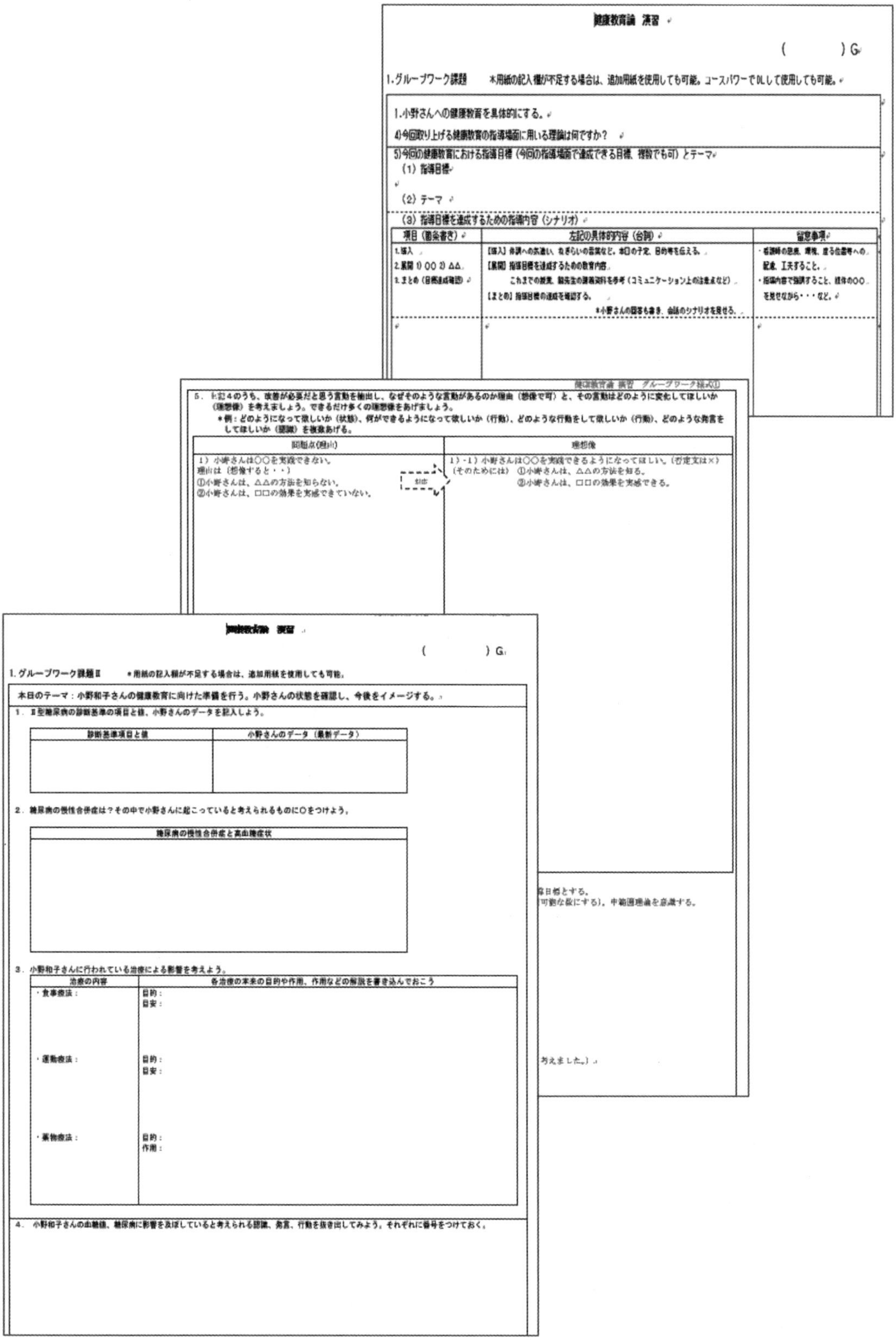

図16　健康教育論のグループワーク用紙

2）小野義弘さん

（1）小野義弘さんは、小野和子さんの夫です。小野義弘さんは、3年生前期授業である「成人看護援助論演習」という看護過程を学習する事例として登場します。小野義弘さんは59歳から高血圧の診断で内服治療を受けています。60歳で会社を定年退職し、自宅で過ごしていましたが、時折心窩部に軽度の痛みを感じることがあり、近医のクリニックを受診しました。クリニックで諸検査を受けたところ、胃がんの疑いがあるため大学病院の紹介を受けて受診します。大学病院で受けた検査の結果、ステージⅡB期の胃がんと診断され、幽門側胃切除術（ビルロートⅠ法）の手術を受けることになりました。

　授業では、小野義弘さんの手術前～手術後の看護過程展開を学習します。ミッションタウン内のオリーブの森病院にある小野義弘さんの電子カルテから情報を収集し、看護上の問題点を抽出し看護計画を立案します。看護学生は、実習前に手術を受けた患者の状態をイメージすることが難しく、患者の状態に応じた看護を実践するイメージもしづらい状況があります。そのため、授業中に自分で立案した看護計画を模擬患者に実践してみるといったシミュレーション学習をしながら、学習を進めていきます。

　シミュレーション学習は、小野義弘さんの手術当日の手術後の観察場面と手術後1日目の初回歩行の場面を設定しています。

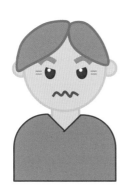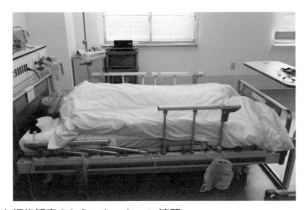

図17　小野義弘さんを活用した術後観察のシミュレーション演習

（2）小野義弘さんの妻という役割の小野和子さん

　小野和子さんは、義弘さんが胃がんで手術を受ける際に、妻の立場としても登場します。3年生の「成人看護援助論演習」の授業で、小野和子さんは家族として、夫の病状の説明を聞く、または夫の術後初回歩行を見守る家族として登場します。小野和子さんは、自分の糖尿病の血糖コントロールを図りながら、夫の闘病を支える役割、そして義両親の世話、夫が不在の間の小野家の大黒柱の代行という役割も新たに加わりました。

　そして、夫が退院後は、夫の療養生活を支援するために分割食の支援や体調管理、通院への付き添い等、夫の療養を支援する役割を担うため、自分の糖尿病のセルフケアに新たな役割を生活の中に取り入れていかなければならなくなります。これまでのライフスタイルの変更が余儀なくされ、新たなライフスタイルを形成していくことになります。これら

　のことが、小野和子さんにとって、ストレスな状況になると糖尿病の悪化にもつながりかねません。これまで家事には非協力的だった長女の恵にも手伝ってもらうことも増えそうです。

　このように2年生までは小野和子さんを糖尿病患者として、入院中の小野さんへの支援を学習する授業内容でしたが、ミッションタウンを活用した学習では、「あの時の小野和子さんが　糖尿病を抱えながら、夫の小野義弘さんを看病するとどのようなことが起こるだろうか」といった疑問を抱き、小野和子さんが自宅で糖尿病の療養を継続しながら、家庭の中で妻、母、嫁という役割を担っていくという、まさに生活者としての様子を想像した学習が可能になりました。

3）小野武さん

（1）小野武さんは、4年生の「総合看護演習」で登場します。前述しましたが、小野武さんは、慢性心不全の診断を受けて自宅で療養していました。ところが、武さんは定期受診前1週間頃から息苦しさが出現し、夜間咳と痰が出始め眠れなくなっていました。定期受診で診察を受けた時、心不全の悪化によって入院を勧められ緊急入院しました。小野武さんの入院中の情報もオリーブの森病院の電子カルテにアップされていますので、そこから情報収集が可能です。また、和子さんと同じように慢性心不全の病態や治療、検査、看護について学習できるようテスト機能も付加されています。

　小野さんのキーパーソンは、妻（美津子）と嫁（和子）ですが、妻の美津子さんは80歳と高齢ですし、和子さんは夫の義弘さんが胃がんの手術を受けるため、慌ただしくしています。85歳の武さんは、自宅療養中の内服管理や水分管理は自分でしていましたが、時々忘れることもあるといった状況です。

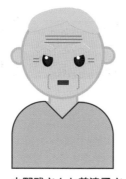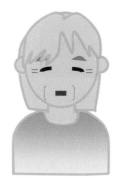

小野武さんと美津子さん夫婦

（2）小野武さんの嫁としての小野和子さん

　小野武さんの嫁として登場する小野和子さんは、自宅で武さんの療養も支えています。日常生活は自立している武さんですが、高齢のため転倒などに注意しなければならず、少しずつ見守りが必要になってきました。

　また、今回の入院をきっかけに小野武さんの内服管理や水分管理も嫁である小野和子さんが担っていくことになりそうです。妻の美津子もいますが、高齢なので内服管理など今

まで経験したことがない管理を学習していくことは難しそうです。そのため、小野和子さんは夫の胃がんの療養を支えること、慢性心不全を抱えた義父の療養も支えていく役割が新たに加わってきました。入院中の看病だけでなく、退院後の通院、服薬の管理が必要になります。

③　科目間で事例を共有することのメリットは何でしょう？

　　現在は小野和子さんが学年を超えて、看護学領域を超えた科目に登場しています。小野和子さんは時間の経過と共に少しずつⅡ型糖尿病の病状が変化し、それに合わせて治療内容も変化していきます。時には急性合併症を起こすこともあり、緊急入院することもありました。

　　小野和子さんは緊急入院した時は、急性期の状態で病状が刻々と変化していきます。そのため、看護師は異常の早期発見と合併症の悪化予防に注意していきます。このような状況であっても小野和子さんを以前から知っている学生達は、普段小野和子さんがどのような生活を送っている人なのか、Ⅱ型糖尿病はどのように経過してきていたのかを既に学習しているので、すぐに緊急入院した小野和子さんのことがイメージできます。「あの、小野和子さんが緊急入院したのか…。何が起こったのだろう。」といった疑問を自然ともち、緊急入院した小野和子さんを取り上げる「総合看護演習」の小野和子さんのシミュレーションに入り込むことができます。

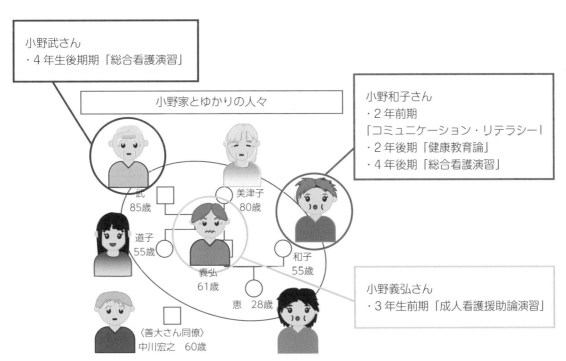

図18　小野家の人たちの授業活用状況

　　また、学生が小野和子さんを最初に学習する際は患者として看護を学習します。ところが、小野和子さんの夫や義父が入院・治療する場合には、小野さんに妻や嫁の役割もあることを学習することになり、「家族の中の小野和子さん」という視点でも学習することが可能になります。そのことが、生活を知る、視るという新たな学習につながるといえます。

④ 科目間で共通の事例を共有する際の工夫はどのようなことでしょう?

　　小野和子さんを多科目で共有する際に留意していることがあります。それは、小野和子さんの時間経過と学生の学習進度を合わせることです。具体的には、2年生前期の授業「コミュニケーション・リテラシー」の学習時には、疾病の学習が進んでいませんので、Ⅱ型糖尿病に関する情報は詳細には設定していません。そして、2年生後期の「健康教育論」では、疾病の学習が進んでいますので、Ⅱ型糖尿病を抱えた小野和子さんの検査データや症状について詳細なデータを提示しています。そして、治療の情報も追加しています。これらの情報が科目間で矛盾が生じないようにシミュレーション運営委員会で確認・調整をしています。

⑤ 今後の活用と発展

　　現在、ミッションタウンの住人・家族のうち、複数の科目に登場する住人・家族は多いとはいえません。今後はもっと複数の科目で登場する住人・家族を増やし、住人が家族の中での生活にストーリー性を付加することで、学生達の興味・関心を引き付け、学習意欲の向上につなげたいと考えています。

　　小野和子さんは入院患者と家族の一員としての役割の変化を中心に学習できていますが、今後は地域とのつながりについても学習できる要素を取り入れていくことができればと考えています。

Ⅳ. 公衆衛生看護学におけるMT事例の活用

　本学では、公衆衛生看護学の演習科目においても、MTの事例を活用しています。

　学生は、多くの時間、病名をもつ個人への看護を学びます。さらに公衆衛生看護学の科目を通して、あらためて看護の対象は、個人のみならず家族や集団・組織、コミュニティを含んでいること、かつそれらはすべてのライフステージを含むものであり、かつあらゆる健康レベルに亘ることを学びます。

　特に本学では、公衆衛生看護学の演習科目として2つの保健指導を学ぶことができます。1つめは個別保健指導（2年生必修科目）、そして2つめは集団保健指導（3年生選択科目）です。

　保健指導の対象者は、いずれも地域で暮らす人々であり、それぞれが異なる価値観とスタイルで日々生活をしています。

　それぞれの対象者にとってどのような保健指導が望ましいか…その答えは決してひとつではありません。そこで、対象者の行動変容を考えるうえでは、学生同士による深いアクティブラーニングが必要になります。

　本稿では、MTの事例を用いた集団保健指導について、ご紹介したいと思います。

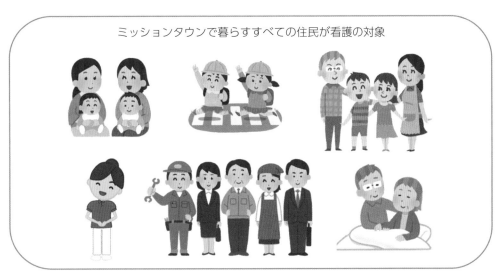

ミッションタウンで暮らすすべての住民が看護の対象

＊MTは、人口約6万人のA市の中央に位置する町です。ここには事例である47名の他、たくさんの住民が住んでいます。この公衆衛生看護学においては、乳幼児から高齢者まで、健康な人も、病気を抱えている人も、MTに暮らすすべて住民が、看護の対象であることを学びます。

図19　看護の対象とは？

① MT 事例を活用した集団保健指導の演習

　本学での集団保健指導演習の目標は、「集団の特性を踏まえ、それぞれの行動変容につながる集団保健指導を企画・実施・評価する」ことであり、集団保健指導実践のプレゼンテーションよりも、集団保健指導の一連のプロセス、PDCAサイクルを学習することに重きをおいています。

　演習では、以下のような目標を設定しており、これらを学習の評価指標としています（表5）。

　これらの目標を達成するうえで、「育児に関する事例」、「労働者に関する事例」、「高齢者に関する事例」の3つを用意しています。

　学生はMT内の保健師という立場で演習をスタートします。そして、保健指導の対象者となるのが、MTに住んでいる人々あるいはMTで働く人々です。

表5　演習における学習目標

【目標】

1．対象者の健康課題を解決する為の、集団保健指導を企画することができる。
　1）対象者の特性を明確にすることができる。
　2）集団保健指導のテーマ・目的を設定し、その理由を明確にすることができる。
　3）集団保健指導の対象者と周知方法を検討することができる。
　4）対象者の特性に応じて集団保健指導における留意点を検討することができる。
　5）集団保健指導を実施する会場を検討することができる。

2．対象者の健康課題を解決する為の、集団保健指導案を検討することができる。
　1）集団保健指導の目標を検討することができる。
　2）集団保健指導の目標に応じた教育内容（教育方法）を検討することができる。
　3）教育内容（教育方法）に応じた進行（導入―展開―まとめ）を検討することができる。
　4）教育内容（教育方法）に応じた人員配置・役割分担について検討することができる。
　5）教育内容（教育方法）に応じた教育媒体を検討することができる。
　6）集団保健指導の目標に応じた評価指標・評価方法を検討することができる。

3．参加者の状況に応じて集団保健指導を実施することができる。
　1）参加者が学習に集中できる環境を整えることができる。
　2）参加者に視線を向け、参加者の反応を把握することができる。
　3）参加者の反応を受け、表現方法を調整することができる。
　4）参加者の反応を受け、進行や役割分担を調整することができる。
　5）参加者の反応を受け、教育媒体の活用方法を調整することができる。
　6）参加者からの質問に、適切に応じることができる。
　7）指定された集団保健指導の時間を守ることができる。

4．実施した集団保健指導の内容を適切に評価することができる。
　1）評価指標に基づき、集団保健指導を評価することができる。
　2）集団保健指導の評価から改善点を明らかにすることができる。

表6　演習で用いる事例

	事例	情報（エピソード）の収集先
育児に関する事例	青柳　典子（40歳） 3児の母親 育児サロン参加	保健センター
労働者に関する事例	小山田　健太（44歳） 独身 予備校講師	会社 （予備校）
高齢者に関する事例	古賀　千鳥（80歳） 独居 高齢者交流サロン参加	公民館

＊学生は、MT内の会社、公民館、保健センターで、それぞれの事例の情報を得ることができます。

　演習は、グループで協力して進めていきます。

　まず、学生は自分たちで希望する事例を選択し、対象者に適した集団保健指導の企画をはじめます。企画するにあたって必要になるのが、対象の情報です。しかしながら、集団保健指導の参加者すべてを特定することができません。その為、表7〜9に示すような簡単なエピソードを手掛かりとして、学生は対象の特性を推測していきます。

　エピソードの中には、Bさん、Cさん……といった同じようなライフステージのMTの住民の声も載せています。

　このエピソードを読んでみて、「この発言は少し気になるな…」といった「おや？」「あれ？」という気づきを学生同士でディスカッションします。エピソードの最後には、関係者から保健師に集団保健指導の依頼があったということが示されています。また、事例をはじめ関係する人々が多数参加することを想定して、集団保健指導を企画・実施してくださいと学生に課題（役割）を与えています。これらは、学生自身がMTの中で生じた課題へ対応する保健師になりきるというコンセプトを崩さないように配慮したものです。

　他の世代との接点が少なくなってきている学生にとって、自分たちとは異なるライフステージの対象集団をイメージすることは容易なことではありません。したがって、学生が課題に取り組みやすくなるように、すでに他の科目でも登場したことのある「青柳典子さん」とその末っ子である「青柳真美ちゃん」、「小山田健太さん」、「古賀千鳥さん」とその友人の「阿部マツコさん」のように、馴染みのある事例を演習で活用することにしました。

　例えば、母子事例の青柳典子さんと青柳真美ちゃんは小児看護学の演習で登場します。小児看護学では、青柳典子さんは患児の母親ですが、MTの中では育児中の母親の中の1人です。子どもが病気をしていたことは、一時点にすぎず、その後、真美ちゃんが回復し、どのように成長しているのか、別の科目に進むと病院での様子とは異なる普段の暮らしを垣間見ることができます。

表7　エピソード①：育児に関する事例　～おやつの与え方が心配?!～

青柳真美ちゃん

　　「青柳真美」ちゃんは、1歳6か月の元気な女の子で、3人きょうだいの末っ子です。
　　母親（青柳典子さん）は、上の子を幼稚園や小学校に送り出した後、保健センター内の育児サロンに時々参加しています。この育児サロンには、遊具も多く、真美ちゃんはのびのびと遊びます。典子さんも、たくさんのママ友ができました。

青柳典子さん

　　母親（青柳典子さん）は、「真美は、家族全員からとっても可愛がられていて、真美が甘えると、お姉ちゃんやお兄ちゃんが、すぐにチョコレートやクッキーなどを与えてしまうんです。」「上の子を育てている時は、私自身とても神経質になっていて、おやつを食べすぎるといけないからって、これはダメあれはダメと言って、叱ってばかりで毎日イライラしてたんです。でも今は、そんなに神経質にならなくてもいいかなって思うようになってきています。」「最近、真美はイヤイヤということが増えてきて、外でも大泣きすることがあって、でもお菓子やジュースを与えている時は、人前でもおとなしくしてくれるので、ついそうしてしまいます。」などと、育児サロンの他のママと話をしています。

Bさん

　　ママ友のBさんは「うちは同居しているおばあちゃんとおじいちゃんがよくお菓子やジュースを買って与えていますよ。おやつの与えすぎはよくないって思うけど、孫がかわいくてせっかく買ってくれたんだしと思うと、なかなかこちらからは言い出せないですよね。」と話しています。

Cさん

　　別のママ友のCさんは「理由はわからないけれど、子どもにはおやつが必要と聞いたことがあります。うちでは、時間は決めていないけど、ちょこちょことおやつを与えるようにしています。」「SNSでも目立つようなおやつをつくってみたいんです。」と話しています。

　　この育児サロンでは、2か月に1度、保健師による育児相談会を行っています。
　　育児サロンのスタッフは、育児相談会の日に、保健師に「おやつ」をテーマにした講話をしてほしいと依頼しました。

集団保健指導の概要：
　　対象者：育児サロン参加者　親子15組　　　場所：育児サロン内　和室
　　講師：保健センター　保健師　　　周知方法：育児サロン内の掲示、広報

★「青柳典子」さん、Bさん、Cさんが参加することを想定して集団保健指導を企画・実施してください。

表8　エピソード②：労働者に関する事例　〜もしかしてメタボリックシンドローム?!〜

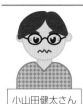

小山田健太さん

「小山田健太」さん　44歳は、現在、独身でMT内の予備校で働いています。

小山田健太さんは、毎日9時すぎに起床し、お昼の12時に出勤。深夜の0時まで働き、3時くらいに就寝するという生活を送っています。

食事は、1日2回。毎日11時すぎに昼食（コンビニエンスストアで購入した弁当）をとり、深夜0時過ぎに夜食（深夜営業の定食屋）をとります。

職場では、間食として、菓子パンやカップラーメンを食べることが多くあります。喫煙や飲酒の習慣はありませんが、もともとストレスをためやすく、気持ちが落ち着かなくなると、デスクで缶コーヒーを飲んだり、菓子を食べています。

車で通勤しており、休みの日は疲れて何もする気になれず、家の中でゴロゴロしていることが多く、運動は全くしていません。

小山田健太さんは、職場では毎年、健康診査を受けていますが、今年は「メタボリックシンドローム予備群」と判定されました。現在、「今の生活を続けていたら、まずいかもしれないな」と少しだけ不安を抱いています。

Dさん

すでにメタボリックシンドロームの判定であった同僚のDさんは、「昨年も同じ判定だったけど、体の調子は全然悪くないからそのまま放置しています。食事を改善すればいいのはわかっていますが、妻も仕事や子育てで忙しいし、あまり面倒はかけたくないから」と話しています。

Eさん

同僚のEさんは、所見なしの判定で、「まだまだ若いから大丈夫。自分に限って、大きな病気をするなんて考えられません。健康づくりといって、いろいろと生活の中で制限があるのは嫌です。」と話しています。

　小山田健太さんの職場では、職員の健康診査の委託を受けている健診センターの保健師が、年に1回、健康相談会と同時に集団保健指導（ミニ講話）を行っています。今年は、「メタボリックシンドローム」をテーマにした講話をしてほしいと職員から依頼がありました。

集団保健指導の概要：
　　対象者：職員　15名（25歳〜55歳）
　　場所：講義室
　　講師：健診センター　保健師
　　周知方法：メール案内、職場内の掲示

★「小山田健太」さん、Dさん、Eさんが参加することを想定して集団保健指導を企画・実施してください。

表9　エピソード③：高齢者に関する事例　～認知症について不安?!～

古賀千鳥さん

阿部マツコさん

古賀千鳥さんは、MT内の団地で生活する80歳の女性です。

1人暮らしで足腰が弱ってきていますが、なんとか自分一人で生活することができています。千鳥さんは、週に1回、近所の公民館で行われる高齢者を対象とした交流サロンに参加しています。そこで仲間と話をしたり、お茶を飲んだり、体操をしたりするのが楽しみになっています。

これまで交流サロンには、近所の阿部マツコさんと、一緒に参加をしていました。しかし、阿部マツコさんは、認知症の症状がでるようになり、今は参加をしていません。

千鳥さんは、「マツコさんのことがとても心配です。認知症の人の何か手助けをしたいと思うのですが、実際に認知症の方と、どのように接したらよいかわかりません。少し怖い気もしています。」「自分も物忘れをするようになったので、認知症になるのではないかとちょっと不安になってきました。」と交流サロンの仲間に相談をしました。

Fさん

仲間のFさんは、「最近、夫の性格が変わってしまったような感じがして、急に怒りっぽくなった気がするんです。娘からは、それは昔からだから気にしなくていいと言われますが、認知症の症状ではないかと…。認知症になってしまったらもう治ることはないと聞いたので心配しています。でも、どこの誰に相談したらよいのかわかりません。」と話しています。

Gさん

Gさんは、「私はこの交流サロンでは、一番若いし、まだまだ認知症にはならないと思っているんで……大丈夫！」「認知症になると家族だけでなく、近所の人にも迷惑をかけてしまうので、ここではもう生活できなくなりますよね。」「今のうちから、どうしたら予防できるのかを知りたいです。」と話しています。

この交流サロンでは、1か月に1度、保健師による健康相談会を行っています。

サロンのスタッフは、健康相談会の日に、保健師に「認知症」をテーマにした講話をしてほしいと依頼しました。

集団保健指導の概要：
　対象者：高齢者交流サロン参加者　15人
　場所：公民館　会議室　どちらでも利用可
　講師：保健センター　保健師
　周知方法：公民館内の掲示、広報

★「古賀千鳥」さん、Fさん、Gさんが参加することを想定して集団保健指導を企画・実施してください。

　次に、成人事例の小山田健太さんは、公衆衛生看護学の個別保健指導演習で登場する人物です。この事例については、一度学生は個別保健指導としてシミュレーションを実施したことがあります。保健師役となった学生の指導を受け、素直に指導を受け入れた小山田健太さんも、その後の生活をのぞいてみると、やはり生活習慣を変えられずにいることがわかります。行動変容がいかに難しいかを実感できる事例となっています。

　最後に高齢者の事例として登場する古賀千鳥さんは、基礎看護学で登場する人物です。入院中の看護について考えてきた学生にとっては、退院後の生活を知り、ホッとしていることでしょう。また事例の中で、古賀千鳥さんの友人として、登場する阿部マツコさんは、老年看護学で認知症患者として事例となる人物です。学生は、古賀千鳥さんや阿部マツコさんそれぞれのイメージはあると思いますが、この2人が友人関係であったことに驚きます。MT内でも、人と人とのつながり、交友・近隣関係があります。生活の中ではごく当たり前なことではありますが、学生はあらためて、社会的健康についても再考する機会となります。

　上記のエピソードに加えて、学生には保健師が事前に実施している地域診断の結果についても、情報提供を行っています。これらは、日頃の活動を通して保健師がとらえているMTの実態や事業実績、保健統計の結果の一部です。
　例えば、育児に関する事例であれば、以下のような地域診断の結果を紹介します。

表10　母子保健に焦点をあてた地域診断の結果（一部抜粋）

【保健師がとらえたMTの実態】
・乳幼児健診の問診では、食生活（量・バランス・おやつ）で気になるケースが増えている
・育児サロンを利用し、ママ友をつくる人が多い
・子育てに関するさまざまな情報に、母親たちが影響されやすい
・母親らはこれらの情報に左右されやすい。特に、子どもの食生活、特におやつに関しては誤った情報も多くみられる

【母子保健事業実績】
・乳幼児健診の受診率95％以上
・育児相談の件数は、数年横ばい
・育児サロンの利用者は年々増加

【母子保健統計分析による課題】
・肥満傾向の子どもの増加
・虫歯の子どもが増加

【MTにおける健康課題】
　子どもの発育・発達、食生活に関して、正しい情報を提供する必要がある

＊地域診断の結果において、青柳典子さんやBさん、Cさんだけでなく、MT全体において、おやつに関しては誤った情報が多いことを確認することができ、また肥満や虫歯が多いことと、おやつがなんらか関与しているかもしれないなど、情報同士の関連性についてさらにディスカッションが深まります。

この演習については、集団保健指導における一連のPDCAサイクルを学習することに重きをおいています。よって、集団保健指導の実施時間（プレゼンテーション）は15分と短めで設定しています。

PDCAサイクルについての理解をより深める為に、本学では「保健師活動の展開図」も学生のワークシートのひとつとして活用しています（図20）。

演習中は、対象となる集団の生活と健康課題、さらには指導した際の反応を推測しながら、最も適したテーマと健康課題を解決する動機づけとなるような教育プログラムを組み立てていくことになります。表11は実際に、学生らが企画した集団保健指導のテーマです。

表11　事例と学生が企画した集団保健指導のテーマ（一部抜粋）

事例	集団保健指導のテーマ
育児に関する事例	・おやつには砂糖がいっぱい!? ～一緒に考えようおやつの選び方～ ・おやつ選びのプロになろう！
労働者に関する事例	・自分の血管を大切に！ ～今から予防行動を始めよう～ ・脱メタボ！ ～今日から変えよう間食習慣～
高齢者に関する事例	・認知症を怖がらないで～お互いが安心して生活するために～ ・元気ハツラツに過ごそう～今日からできる認知症予防方法～

＊学生は「青柳典子さん」「小山田健太さん」「古賀千鳥さん」をイメージしながら、興味・関心をもってもらえる集団保健指導のテーマになっているか、一言で内容は伝わるかなどを何度も確認していきます。

さて、集団保健指導の当日、学生はMTの保健師として、実際に指導を行います。また、これらはシミュレーション教育の一環であり、受講する学生そして教員も、対象者になりきって参加します。

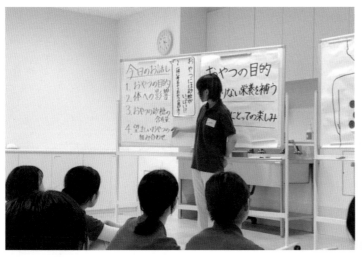

＊写真は、学生は緊張しながらも、保健師になりきって集団保健指導を実施している様子です。参加した学生も対象になりきり、集団保健指導の内容に、高い関心を示したときは前のめりになり、説明に納得できた場合はうなずき、例えば、説明が難しく理解ができない場合は首をかしげるなど、様々な反応をしています。

集団保健指導のシミュレーション

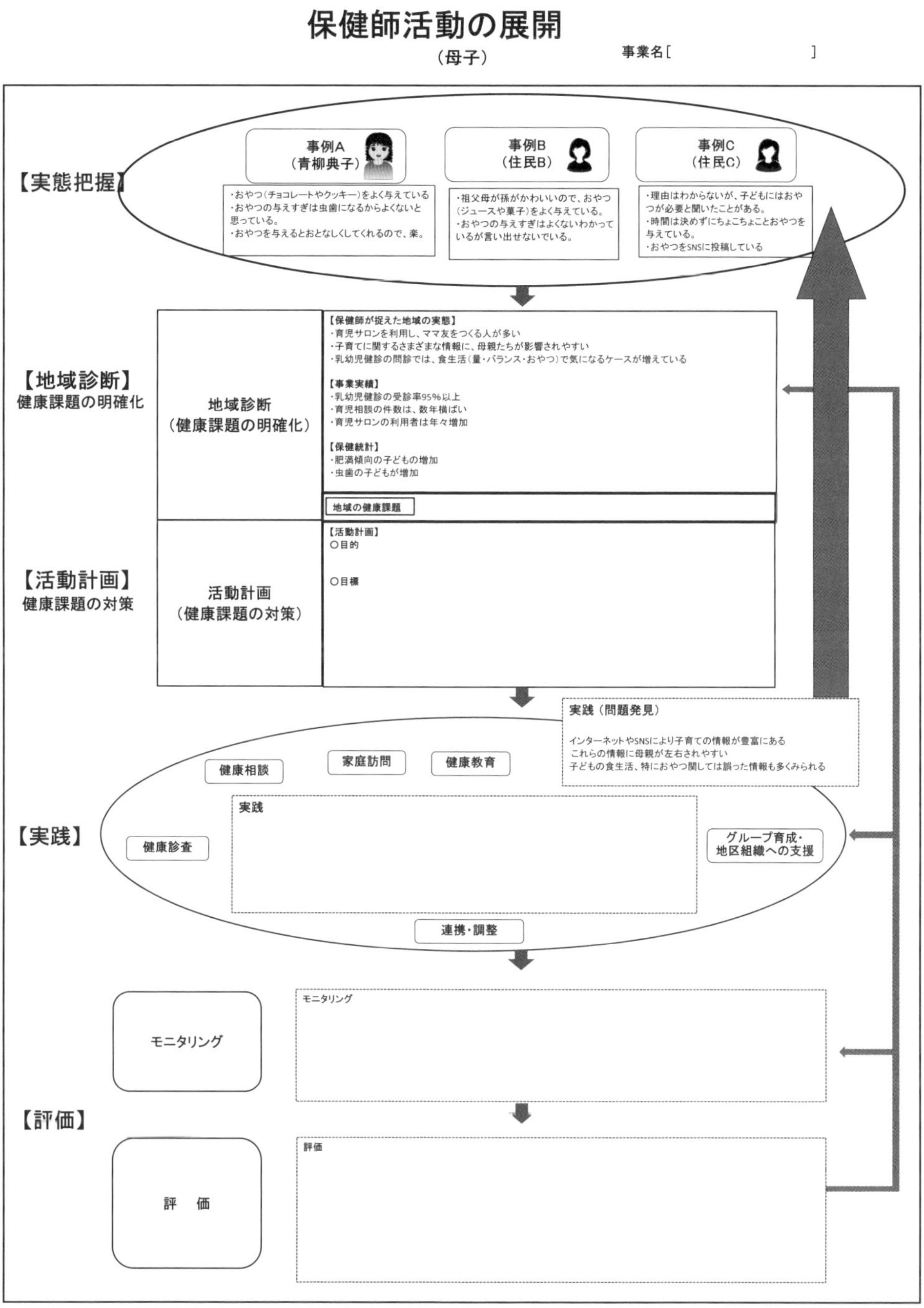

保健師活動の展開
（母子）

事業名 [　　　　　　　　　]

【実態把握】

事例A
（青柳典子）
・おやつ（チョコレートやクッキー）をよく与えている
・おやつの与えすぎは虫歯になるからよくないと思っている。
・おやつを与えるとおとなしくしてくれるので、楽。

事例B
（住民B）
・祖父母が孫がかわいいので、おやつ（ジュースや菓子）をよく与えている。
・おやつの与えすぎはよくないわかっているが言い出せないでいる。

事例C
（住民C）
・理由はわからないが、子どもにはおやつが必要と聞いたことがある。
・時間は決めずにちょこちょことおやつを与えている。
・おやつをSNSに投稿している

【地域診断】
健康課題の明確化

地域診断
（健康課題の明確化）

【保健師が捉えた地域の実態】
・育児サロンを利用し、ママ友をつくる人が多い
・子育てに関するさまざまな情報に、母親たちが影響されやすい
・乳幼児健診の問診では、食生活（量・バランス・おやつ）で気になるケースが増えている

【事業実績】
・乳幼児健診の受診率95％以上
・育児相談の件数は、数年横ばい
・育児サロンの利用者は年々増加

【保健統計】
・肥満傾向の子ども増加
・虫歯の子どもが増加

地域の健康課題

【活動計画】
健康課題の対策

活動計画
（健康課題の対策）

【活動計画】
○目的

○目標

実践（問題発見）
インターネットやSNSにより子育ての情報が豊富にある
これらの情報に母親が左右されやすい
子どもの食生活、特におやつ関しては誤った情報も多くみられる

【実践】

健康相談　　家庭訪問　　健康教育

実践

健康診査

グループ育成・地区組織への支援

連携・調整

【評価】

モニタリング

モニタリング

評　価

評価

*山口大学大学院の守田孝恵教授が作成した保健師活動の展開図（PDCAの展開図でわかる「個」から「地域」へ広げる保健師活動　改訂版：クオリティケア）をワークシートとして用いています。

【実態把握（Plan）】の部分に、学生はエピソードで示した住民の実際の声を、【地域診断（Plan）】の部分には、あらかじめ教員が設定した情報を記載しています。学生は何度もディスカッションを重ねて【活動計画（Plan）】【実践（Do）】を決定します。ここまでが集団保健指導の企画にあたります。さらに本学ではシミュレーション演習を通して、実施した教育の内容について【評価（Check）】をし、再度【活動計画（Plan）】を練り直します。

図20　演習で使用するワークシート

　学生らは、演習を通して、MTの事例をイメージし、対象者に適した集団保健指導になるように試行錯誤し、その過程においてグループの絆も生まれているようです。
　これらはアクティブラーニングによるひとつの成果だと考えています。

② 今後の活用と展望

　MTには、すべてのライフステージとあらゆる健康レベルの人々が生活を送っています。実際にWeb上で目にすることのできる事例は47名ですが、エピソードとして紹介するB・C・D・E・F・Gさんのように、もっと多くの住民がここで暮らしていることを演習では繰り返し学生に伝えるようにしています。

　実際に地域を担当する保健師においても、対象者すべてと直接会うことは極めて困難です。このMTも同様の設定であり、ここで生活するすべての住民の情報は掲載されていません。だからこそ学生は、MTで今どのようなことがおこっているのか? 事例として登場する人物たちから発せられるメッセージの意味は何なのか? など、MT内にある潜在している課題を限られた情報から多角的に推測しなければなりません。

　集団保健指導の時間はわずかです。しかし、その内容が、対象者の興味を引くものであり、動機づけとなれば、それは参加者だけにとどまらず、口コミで家族や他の集団（近所の人々や会社の同僚）にまで波及する可能性があります。
　情報とはよくも悪くも伝播するものであり、MTの中で保健師として実施する集団保健指導は、それだけ責任を伴うものであることを学生には理解してほしいと考えています。
　学生が実施した集団保健指導の成果が数値として表わされる、あるいは参加者の行動変容や周囲への波及効果が可視化されるようになると、さらに学生のモチベーションは向上するものと思われます。これらの機能をMTに追加していくことが今後の課題です。

Ⅴ. 外部講師と連携したMT活用例

　本学でのMTの活用は、看護学の専門科目だけではありません。

　本稿では、保健統計学におけるMTの活用についても、ご紹介したいと思います。

　看護の実践及びそれらを発展させる看護研究には、既存の統計的な基礎資料を自分の意思決定に役立てる能力、自らも統計的な基礎資料を作り出す能力が必要とされています。

　これらの能力を育成するために従来から看護教育のカリキュラムとして保健統計学が位置付けられてきました。しかしながら、学習した保健統計学の知識は看護実践及び看護研究に十分に活かせていないという課題があります。その背景には、看護学生の保健統計学に関する関心意欲が低いこと、看護学生を養成する機関の多くが保健統計学への講義を外部講師に委ねており他の専門科目とうまく連動できていないことが関与しているのではないでしょうか。

　社会環境が刻々と変化する時代において、看護職には、対象を集団として見つめる統計学的思考に基づく組織マネジメントや新たなケアの開発が期待されることでしょう。

　その為にも、保健統計学をもっと身近なものとしてとらえてほしいと思い、MT教材を活用することにしました。

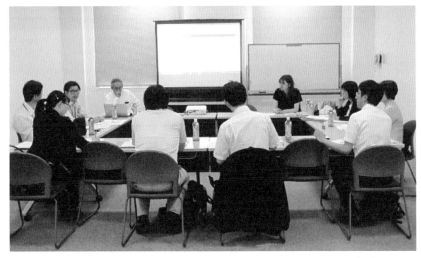

＊写真は、本学の教職員と外部講師である九州大学の教員と、保健統計学の授業における
　MTの活用について話し合いをしている様子です。授業内容についてだけでなく、公衆
　衛生学の専門家として、MTの発展につながる様々なアイデアをだしてくださいます。

外部講師との打ち合わせ

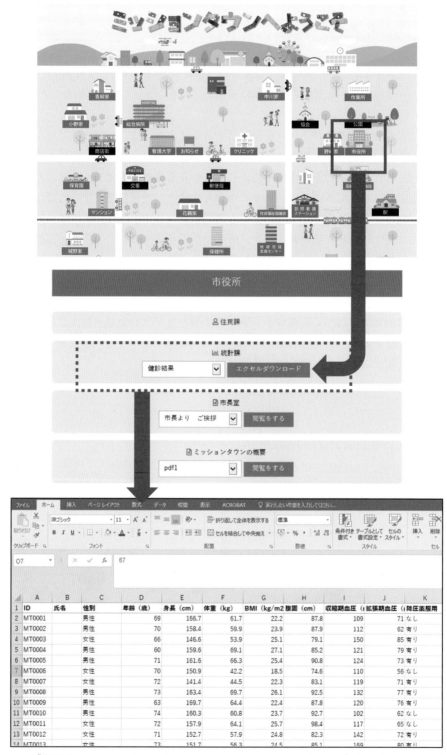

＊まず市役所をクリックします。次に統計課の健診結果をクリックすれば、ExcelでMT内の健康診断受診者すべての結果を閲覧することができます。

市役所で健康診断の結果を閲覧する方法

① MT で学ぶ保健統計学

本学での保健統計学は、2年生の必修科目として開講しています。

科目の目標は「科学的根拠に基づく看護学・保健学を実践するうえで不可欠な統計学の基礎知識を学習すること」そして「臨床看護や公衆衛生の現場で使用する保健データについて学び、その意味を理解すること」です。

科目の担当者（外部講師）は、疫学・生物統計学を専門とする九州大学大学院医学研究院の衛生・公衆衛生学分野に依頼をしています。

保健統計学の授業にMTを活用するにあたっては、科目担当者（外部講師）に本学がどのような教育を目指しているか、またMTの教材の可能性を十分に説明しました。その結果、授業の教材として活用することについて快諾していただくことができました。

保健統計学の学習にMTを導入するにあたっては、前年度の学生を対象に授業評価アンケート調査を実施して課題を明らかにしました。アンケートの結果としては、「親近感がもてた」「自信がついた」「おもしろい」といった項目の得点が低いことが明らかになりました。

これは、どこの教育機関も抱える課題だと思われます。これらの結果を受けて、保健統計学の授業では、保健統計学を少しでも身近なものとしてとらえることができるように、また面白いと感じてもらえるように、MTの事例にもふれながら講義を進めてもらいました。また、コンピューターを実際に用いた演習として、MT住民の健康診断結果の分析を取り入れていただきました。

保健統計学の授業で活用する健康診断の結果は、MT内の市役所（統計課）に入れば閲覧

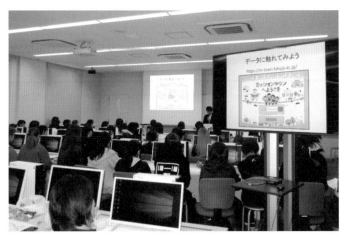

＊写真は、PCを用いての演習全体の様子です。実際にMTを起動させ、学生全員が健康診断の結果をダウンロードします。

PC室での保健統計学の授業

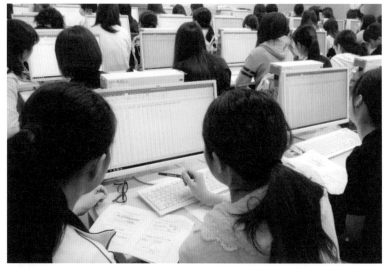

＊写真は、健康診断結果をダウンロードして、ペアでデータの結果を分析している
様子です。

学生によるデータ分析

表12　演習用の健康診断結果データ（一部）

ID	氏名	性別	年齢（歳）	身長（cm）	体重（kg）	BMI（kg/m2）	腹囲（cm）	収縮期血圧（mmHg）	拡張期血圧（mmHg）	降圧薬服用
MT2671		女性	46	155.6	46.8	19.3	71.2	149	96	なし
MT2672		男性	66	164.5	88	32.5	103.4	107	59	有り
MT2673		男性	45	174.7	72.3	23.7	87.2	136	74	なし
MT2674		女性	43	134.1	35.5	19.7	82.6	113	78	なし
MT2675		女性	44	161.4	60.1	23.1	74	98	51	なし
MT2676		男性	68	171.2	71	24.2		196	108	
MT2677		女性	70	140	36.4	18.6	67.9	137	105	なし
MT2678		男性	73	171.6	58.6	19.9	81.6	101	60	なし
MT2679		女性	53	154.8	51.3	21.4	82.6	110	56	なし
MT2680		女性	62	151.8	38.5	16.7	64.3	169	85	なし
MT2681	中川紀夫	男性	43	172.3	85.6	28.8	96.3	128	72	なし
MT2682	中川康子	女性	63	156.6	59.4	24.2	77.6	120	74	なし
MT2683	中川益夫	男性	65	164.7	68.6	25.2	83.6	132	70	なし
MT2684	花鶴翔	男性	48	168.2	61.8	21.8	80.8	114	70	なし
MT2685	永田清人	男性	40	168.4	53.9	19	73.8	96	56	なし

＊演習用の健康診断結果データの一部です。学生には、授業で登場する事例は、大勢のMT住民の中のひとりであること
を感じとってほしいという想いから、あえて他の科目で登場する事例をデータに含めています。枠内で示した「中川
紀夫さん」「中川康子さん」「中川益夫さん」は公衆衛生看護学の授業で、「花鶴翔さん」は母性看護学の授業で、「永
田清人」さんは多言語医療支援コースの授業で登場します。

することができます。健康診断結果の架空データは、すべて外部講師（科目担当教員）の
作成によるもので、2,685名分の35項目のデータが掲載されています。これらのデータベー
スを用いながら、健康診断を受診した住民の特性を統計学的な思考をもって分析していき
ます。

② 今後の活用と展望

　　現状として、看護教育機関においては、カリキュラムによって専任教員だけでなく、専門性のある外部講師に科目を依頼している場合も多いのではないでしょうか。

　　今回の保健統計学でのMT活用については、外部講師である担当科目教員の協力によって実現することができました。

　　Ⅲ章でも述べたように、本学では領域同士のつながりによる、学生の思考をつなげる取り組みをこれまで進めてきました。今後は、保健統計学以外の外部講師にも、本学における教育の特徴や使用している教材、学生のレディネスについて十分な説明をしていく必要があると考えています。学生に携わる者すべての連携・協働をもって、MTをさらに発展させ、学生の学習意欲を引き出す教育に取り組んでいくことが今後の課題です。

Ⅵ. 学生と共に創るMT　～まちづくり協議会～

　　現在、地域においては、行政が住民とともに町おこしやまちづくりを行っています。MT
の住民は仮想の町ではありますが、このような実際の行政と住民との関係性を真似て、2019
年4月「まちづくり協議会」を発足させました。教員と学生が共にWEB上のMTについて、
町おこし、まちづくりを行うというものです。

　　これまでMTは、2017年より教員を中心に学生の教育に役立つICT教材として、開発を進
めてきました。しかし、これらはあくまでも教員が学生に提供する一方的な教材にすぎま
せんでした。学生の感覚や意見も教材に投入していく必要があるという発想から、学生を
巻き込んだこのような教材づくりがスタートしたのです。

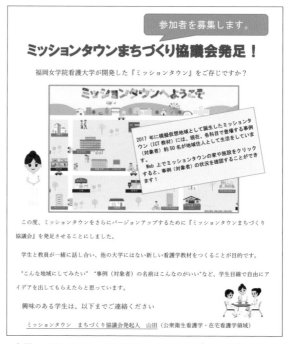

＊上図のようなチラシを配付し、MTまちづくり協議会のメン
　　バー募集を全学年に行ないました。

まちづくり協議会の案内（掲示物）

　　現在、「まちづくり協議会」には、1～4年生の十数名がメンバーとして参加しています。
2019年の6月に開催した第1回のMTまちづくり協議会では、『MTのこれから』をテーマに、
「環境を検討するチーム」と「事例や活用方法を検討するチーム」に分け、意見交換を行い
ました。「環境を検討するチーム」は、保健師コースで学習する『コミュニティアズパート
ナーモデルの項目』を参考に、学習するMTをどのような町とするのか、意見を出し合い
ました。「事例や活用方法を検討するチーム」は、事例の疾患や年代、名前について自由に
意見を出し合いました。

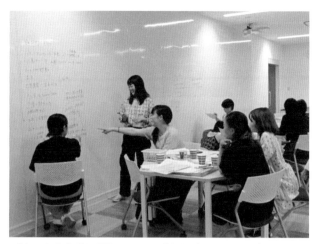

＊「もっと○○だと理解しやすい」「○○があると興味がもてるので
は？」等、学年を問わず、積極的に意見を出し合い、各チームが
ホワイトボードにまとめていきました。

第1回まちづくり協議会

　参加した学生からは、人口構成や経済の地域間格差や外国人の増加、生活習慣病や災害
時の状況など、現在の社会を反映する様々な環境設定について、またDVや虐待等、なか
なか実習では接点をもつことのない事例設定等、様々なアイデアが出されました。その他、
自己学習用のツールとしてテスト機能の搭載等も希望がありました。

　2019年11月に開催した第2回のまちづくり協議会では、『MTの充実』をテーマに、社会
資源について意見交換を行いました。結果、学生で役割分担をして、社会資源に関する法
的根拠、対象者や活動内容、関係職種などを調べて、実際にMTに掲載することが決定し
ました。

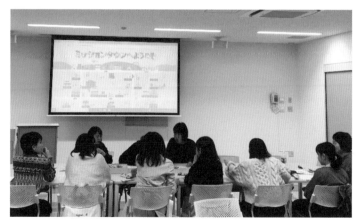

＊4年生が中心となり、社会資源に関する法的根拠、対象者や活動内容、関係
職種などを調べて学習のスケジュールをたて、役割分担をしました。学生達
は、自分がつくった教材がMTに掲載されることに、ワクワクしています。

第2回まちづくり協議会

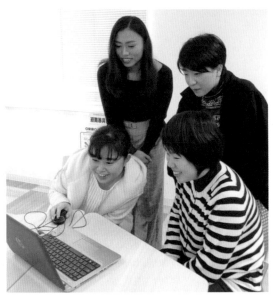

＊写真は、社会資源について調べ、紹介資料を作成して
　いる様子です。授業の空時間を使っての作業となりま
　すが、楽しそうに取り組んでいます。

資料作成の様子

　看護学生は、非常に素晴らしいアイデアをもっています。これらをうまく引き出すこと、
そして形にするための手助けをすることが教員の役割になるでしょう。
　これからも学生と教員とで一緒に学びあい、MTを創りあげていきたいと思います。

資料

シミュレーション教育センター紹介

MT 誕生のきっかけとなったシミュレーション教育センターを紹介します

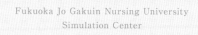

Fukuoka Jo Gakuin Nursing University
Simulation Center

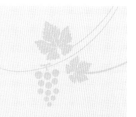

福岡女学院看護大学

シミュレーション
教育センター

AI Sim

〜 アイシム 〜

キリスト教の「愛」のもとに、

出会い、

そして学び合い――。

 福岡女学院看護大学

福岡女学院看護大学
シミュレーション教育センター

AI Sim

 目 的

福岡女学院看護大学の理念は、キリスト教の愛の精神に基づき、
豊かな感性と知性を極めた看護職者の育成です。

シミュレーション教育センターは、キリスト教の「愛・出会い・学び合い」
の場となり、「3つのH」によるヒューマンケアリングを実践し、成長し、
学び続ける看護職の育成を通して、社会へ貢献することを目指します。

シミュレーション教育センター

愛
出会い
学び合い

Head
Hand
Heart

 特 徴

1 附属病院を持たない大学単独では、九州地区では初めての設置

大学病院や附属病院が有するシミュレーションセンターは、臨床で働く
医師・看護師のトレーニング目的で設立されています。
本センターは、看護学生が臨床現場では実践する機会の少ない技術を
繰り返しトレーニングするための設備となっています。

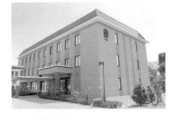

2 臨床現場をリアルに再現したシミュレーションルーム

ICU（集中治療室）、周産期（分娩など）、病院4床室、在宅環境を模した、
シミュレーションルームは臨床現場のリアルな再現が可能となります。

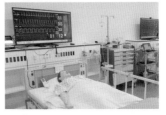

3 ICTを駆使した最新のディブリーフィングルームやTBL室

シミュレーション教育の根幹となるチームによる振り返り・ディスカッショ
ンなどのアクティブラーニングにより、看護実践に必要となる情報収集力・
判断力・コミュニケーション能力などを培います。
シミュレーション後にすぐに振り返りができることが可能であり、3台のプ
ロジェクターで異なるアングルの映像の確認や、グループに分かれた振り
返りができます。壁面の全面ホワイトボードは、学習者のアクティブラーニ
ングを支援します。

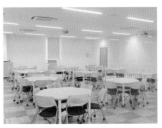

┃シミュレーションルーム2　4床室

日常生活援助に必要なタスクトレーニングやフィジカルアセスメントのトレーニングや
4床室における複数患者受け持ちを想定したシミュレーション学習ができます。

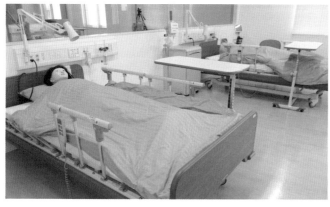
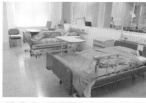
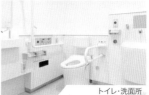

トイレ・洗面所

┃シミュレーションルーム3　周産期

妊婦や赤ちゃん、未熟児 など、シミュレーターやマネキンを使用し、母体の中にいる
胎児の状態や出産時の適切な心音などを確認することなどができます。

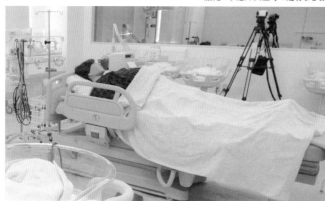
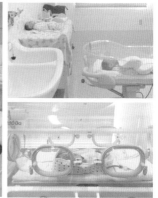

┃シミュレーションルーム4　在宅

実際の家を再現し、介護用ベッドや介護用ポータブルトイレ、畳などを設置。
レイアウトを変更し、避難所や仮設住宅など多目的な使用も可能です。

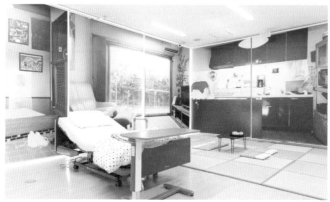
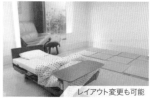
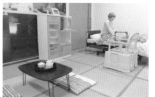

レイアウト変更も可能

AI Sim *Floor map*

2 *Floor*

● ディブリーフィングルーム1

3階のシミュレーション室の映像がリアルタイムで視聴でき、100名超のシミュレーション演習も可能。

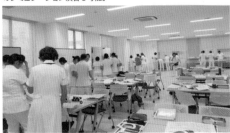

● TBLルーム1～4

シミュレーションを振り返り、グループに分かれてディスカッションに活用できる。

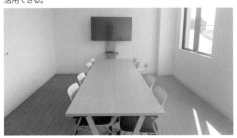

〜 主な導入機器 〜

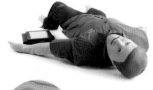

成人男性の高機能全身シミュレーター

ワイヤレス患者シュミレーターで、血圧、心電図、呼吸、瞬きなどをワイヤレスで管理できます。また、インストラクターの音声を発することができ、双方向でコミュニケーションをとることができる。

乳房触診、産褥ケア、外傷処置、褥瘡などの看護ケアに使用するパーツ

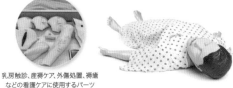

成人女性の高機能全身シミュレーター

総合的な患者ケアおよびアセスメントのトレーニングが行える。様々なパーツを装備することで、乳房触診や産後ケアなど、成人女性に対するケアを幅広く経験できる。

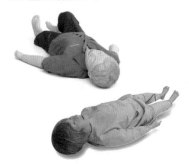

Simジュニア

6歳男児を想定した高機能全身シミュレーター

健康な状態から重症患児まで幅広い状態を再現することができる。正常および異常な呼吸音を再現したり、自分で呼吸ができないときの気管挿管の処置や点滴処置、心電図や血圧の変化に対するトレーニングなどができる。

SCENARIO

様々な臨床場面を想定した患者情報が内蔵され、Pad操作で実践を記録、振り返りが可能。

＊ その他、タスクトレーニング用機器や看護技術モデルが多数あります ＊

・さくら（京都科学）　・ふくたろう（京都科学）　・ニューともこ（坂本モデル）
・母性総合シミュレーター（高研）　・レサシアン/レサシアンQCPR（レールダル）　・ベビーアン（レールダル）
・レサシジュニア（レールダル）　・チョーキングチャーリー（レールダル）など

学習者のニーズに沿った多様なシミュレーションプログラム

1年 看護を学ぶために重要な病室をイメージしながら"観察"や"環境"の大切さ学習を深めていきます。

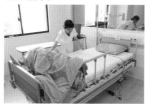

2年 患者(対象者)とのコミュニケーションのトレーニングや血圧測定など援助技術を深めていきます。

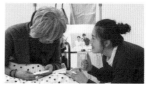

認知症の高齢者とのコミュニケーション技法を学ぶためのトレーニング

3年 様々な疾患を有する患者さんへの看護を実習前にトレーニングします。

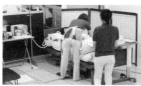

自宅で呼吸器をつけている方への在宅看護をトレーニング

4年 4年間の学習を統合し、臨床現場での実践に向けたシミュレーショントレーニングをします。

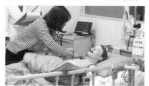

患者さんの呼吸状態を確認、病態の変化を察知し、どのような対応が必要か考えるトレーニング

AHA(アメリカ心臓協会)の
BLS(一次救命処置)トレーニング
人命救助を目的としたトレーニングを受け、
国際ライセンスを取得しています。

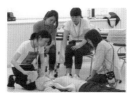
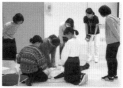

その他
- 新人看護師プログラム「急変対応トレーニング」
- 看護師の復職支援プログラム「呼吸器のフィジカルアセスメント」「心電図トレーニング」
- シミュレーション教育指導者育成プログラム「シミュレーション教育スキルアップセミナー」など

― シミュレーション教育センター運営の実施体制 ―

```
┌─────────────────────────────────────┐
│   シミュレーション教育センター運営委員会   │
└─────────────────────────────────────┘
```

成人(兼任)	センター長(専任)		基礎(兼任)
小児(兼任)	公衆(兼任)	在宅(兼任)	老年(兼任)
	母性(兼任)	精神(兼任)	

学生・看護シミュレーション教育評価委員会
各学年　代表 2名・卒業生 2名
メンバー5名から構成

臨地実習施設連携協議会
実習施設(8施設)の
実習指導者15名
メンバー6名から構成

┃ご利用方法

学外の方もご利用できます。
詳しくはAISimホームページ「施設利用」を
ご覧ください。

● AISimホームページ
http://www.fukujo.ac.jp/ns/ai-sim/

こちらから
アクセス
いただけます。

AI Sim Floor map

3Floor

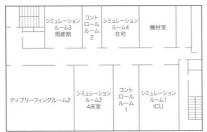

	シミュレーションルーム3 周産期	コントロールルーム2	シミュレーションルーム4 在宅	機材室
ディブリーフィングルーム2	シミュレーションルーム2 4床室	コントロールルーム1	シミュレーションルーム1 ICU	

2Floor

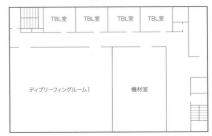

	TBL室	TBL室	TBL室	TBL室
ディブリーフィングルーム1		機材室		

3 Floor

シミュレーションルーム1 ICU

心音や呼吸音を状況に合わせて変化させることが可能な、高機能シミュレーターを使用した学習を行います。

- ●リアルな状態観察（フィジカルアセスメント）・臨地実習では実施できない練習が可能
- ●ログ（履歴・記録）があるため、振り返りが何度でも可能・実習前後のトレーニングに活用
- ●模擬酸素、吸引、ナースコール等も使用可

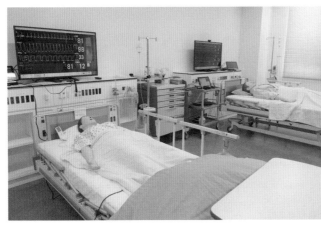

高機能全身シミュレーター

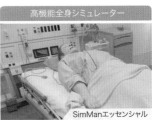

SimManエッセンシャル

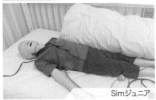

Simジュニア

● コントロールルーム1・2

シミュレーターを設定操作し、マジックミラー越しに学習者を観察し学習課題の提示が可能。設置カメラはあらゆる角度からの撮影が可能。

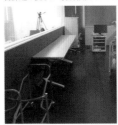
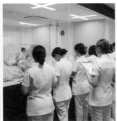

● ディブリーフィングルーム2

3台のプロジェクター、壁面全面ホワイトボード、シミュレーションルーム観察用マジックミラーの設置。

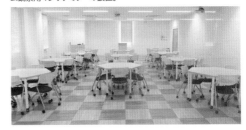

看護シミュレーション教育

実際の臨床現場をリアルに再現して、IC制御可能な模擬人形や模擬患者を使った、

看護の模擬体験とその振り返りを通して、

専門的な知識・技術・態度を身につけることを目指しています。

—— 教育の流れ ——

[事前学習] → • 学習目標に必要な課題を事前に学習します。

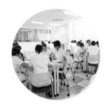

[ブリーフィング（導入）] → 事前に行った学習の確認テストをします。
今回行うシミュレーションの説明も行います。

[シミュレーション] → 臨床場面を再現したシミュレーションを実施します。

> シミュレーション実践中に他の学生は、マジックミラーや撮影した映像で観察します。

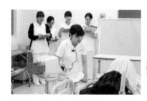

[ディブリーフィング（振り返り）] → • シミュレーション場面で必要な知識や援助をグループでディスカッションします。

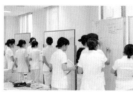
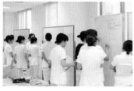

[評価・まとめ] → • グループで学んだことを発表します。

シミュレーションの実施・ディブリーフィング（振り返り）では、学習者の思考や援助行為をグループで

振り返り、より良いケアのために必要な知識・技術を学習者自身が気づくプロセスを促します。

このプロセスを繰り返すことで、学生の主体的な学習姿勢の育成を図ります。

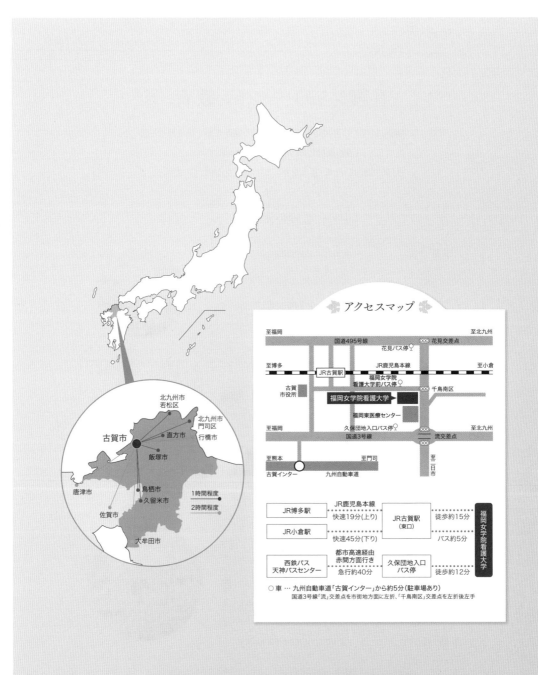

アクセスマップ

JR博多駅	JR鹿児島本線 快速19分（上り）	JR古賀駅 （東口）	徒歩約15分	福岡女学院看護大学
JR小倉駅	快速45分（下り）		バス約5分	
西鉄バス 天神バスセンター	都市高速経由 赤間方面行き 急行約40分	久保団地入口 バス停	徒歩約12分	

○ 車 … 九州自動車道「古賀インター」から約5分（駐車場あり）
　　国道3号線「流」交差点を市街地方面に左折、「千鳥南区」交差点を左折後左手

 福岡女学院看護大学
FUKUOKA JO GAKUIN NURSING UNIVERSITY

〒 811-3113 福岡県古賀市千鳥1丁目1番7号 TEL 092-943-4174（代）
HP : http://www.fukujo.ac.jp/ns/　E-mail : kangodai@fukujo.ac.jp

● ミッションタウンの実績

1. シミュレーション教育センター利用状況（2020年1月31日現在）

　2016年度からの利用状況の推移です。領域実習前にシミュレーション演習を活用しているため3年生の利用が最も多くなっています。

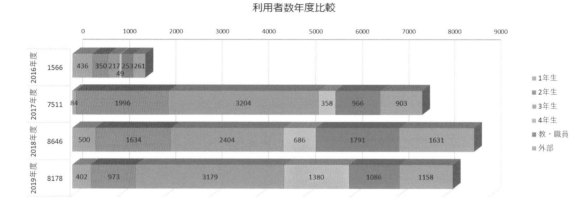

　月別の利用状況では5月～6月の利用が最も多くなっています。9月からの領域実習に向けたシミュレーション演習が行われています。

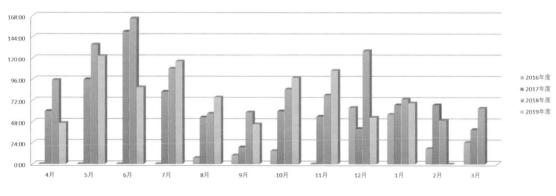

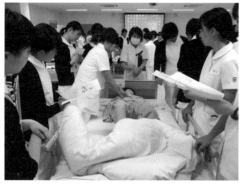

4年生総合看護演習における患者の
フィジカルイグザミネーションを実施場面

2. シミュレーション演習実施状況（2019）

【1年生】

日付	内容	人数(人)
7/19	環境整備（基礎）	111
	合計	111

【2年生】

日付	内容	人数(人)
5/28	受け持ち初日の訪室場面（コミュニケーション・リテラシー）DM・肺炎患者	60
6/4	受け持ち初日の訪室場面（コミュニケーション・リテラシー）DM・肺炎患者	61
6/11〜14	実習前トレーニング（バイタルサイン測定、情報収集、報告）DM患者（シミュレーション）	104
10/11	ヒューマンケアリングⅢ（安全・安楽な環境）	122
10/15、30	呼吸器疾患のある外国人入院患者へ対応の対応（English for Nursing）	34
11/20、12/4	股関節骨折のある外国人患者への対応（術前オリ）	34
12/18、1/15	股関節骨折のある外国人患者への対応（退院指導）	34
12/26	成人の特定保健指導（初回面談・個別指導）	121
1/10	退院直後の療養者とその夫への訪問看護	121
1/15	認知症高齢者への声掛けや観察	121
1月（8回）	電子カルテを使った情報収集とコミュニケーション（時間外トレ）	66
	合計	878

【3年生】

日付	内容	人数(人)
4/19	精神症状のアセスメント（精神）統合失調症患者	112
4/24	プレパレーション、フィジカルアセスメント、輸液療法時の看護、ベッド上での遊び（小児）	111
5/8	プレパレーション、フィジカルアセスメント、輸液療法時の看護、ベッド上での遊び（小児）	52
5/15	プレパレーション、フィジカルアセスメント、輸液療法時の看護、ベッド上での遊び（小児）	56
5/22	開腹術後患者の観察（成人）胃癌患者	109
5/28	分娩期の支援（母性）	110
5/29	プレパレーション、フィジカルアセスメント、輸液療法時の看護、ベッド上での遊び（小児）	110
5/29	開腹術後患者の初回歩行（成人）胃癌患者	110
6/21	社会復帰に向けた介入（精神）統合失調症患者	108
6/25	産褥期の支援（母性）	110

日付	内容	人数
7/2	集団保健指導（公衆衛生）	18
7/11	訪問看護（在宅）人工骨頭置換術後患者	112
7/3	プレパレーション、フィジカルアセスメント、輸液療法時の看護、ベッド上での遊び（小児）	110
7/17	プレパレーション、フィジカルアセスメント、輸液療法時の看護、ベッド上での遊び（小児）	56
8/27	実習前技術練習（成人）	94
9〜1月	実習1日目　急性期実習前のシミュレーション演習（成人）	113
	合計	1,601

【4年生】

日付	内容	人数（人）
7/10	ターミナル期患者とのコミュニケーション（緩和ケア）	91
10/4	脳血管障害を有する患者のシミュレーション演習	72
10/18	呼吸困難のある患者のシミュレーション演習	71
10/25	肝臓がんの看護シミュレーションラーニング演習	72
11/1	糖尿病を有する患者の看護シミュレーション演習	73
11/6	心疾患のある患者の看護シミュレーション	74
11/15	高齢者の看護シミュレーション	73
11/22	胃がん患者の看護シミュレーション	71
12/3	患者にとって安全・安楽な療養環境	108
	合計	705

3. BLSプロバイダー国際ライセンスの取得

　　2017年度より希望者に対してAHA（アメリカ心臓協会）認定BLSプロバイダー国際ライセンスのコースを3回開催し、2〜4年生62名がライセンスを取得している。BLSコース修了学生の評価は、「実践に自信がついた」「倒れている人をみかけたらかけつけたい」など、BLS技術習得とともに看護職としての意識向上にもつながっている。

BLSプロバイダー国際ライセンス取得者数

	2017年度	2018年度	2019年度
4年生	31	22	9
3年生	23	52	59
2年生	8	0	19
1年生	0	0	1
合計	62	74	88

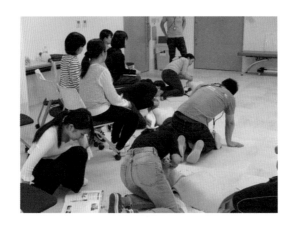

4. シミュレーション教育センターの公開（2019年1月30日現在）

センター見学やシミュレーション演習見学への要望に対応し、他施設との情報共有を通してシミュレーション教育を活用した看護人材育成の場づくりをめざしています。

センター見学・研修等の実績

	2017年度	2018年度	2019年度
施設見学・演習見学対応	222	280	235
中高生向け体験授業開催	0	154	27
シミュレーション指導者向け研修会開催	117	134	160

5. 当センター主催の研修会開催実績（2017〜2019）

1）看護シミュレーション教育指導者育成プログラム

	日 時	テーマ
1	2019/1/12	第1回 看護シミュレーション教育指導者育成プログラム（入門編）
2	2019/7/27	第2回 看護シミュレーション教育指導者育成プログラム（入門編）
3	2019/12/14	第3回 看護シミュレーション教育指導者育成プログラム（シナリオ作成）
4	2020/1/25	第4回 看護シミュレーション教育指導者育成プログラム（入門編）
5	2020/5/2	第5回 看護シミュレーション教育指導者育成プログラム（入門編）
6	2020/5/3	第6回 看護シミュレーション教育指導者育成プログラム（シナリオ作成）

2) 看護教育指導者向け講演会・セミナー

	日　時	テーマ
1	2017/3/26	第1回 講演会 「基礎教育から臨床への移行教育に活用するシミュレーション教育」 講師：阿部幸恵先生
2	2017/7/22～23	第1回 スキルアップセミナー 「シミュレーション教育における効果的な指導方法」 講師：阿部幸恵先生
3	2018/2/24	第2回 スキルアップセミナー 「シミュレーション教育における教育プログラム・授業設計と評価」 講師：万代康弘先生
4	2018/7/21～22	第3回 スキルアップセミナー 「University of Hawaii THSSC シミュレーション ワークショップ in AI Sim」 講師：Lorrie Wong 先生
5	2018/10/6	第2回 講演会：シミュレーション教育センター　開設2周年記念講演会 10月10日シナリオ集発刊によせて「看護基礎教育におけるシミュレーション教育の導入にむけて」 講師：阿部幸恵先生
6	2019/1/26	第4回 スキルアップセミナー 「今どきの教え方」 講師：内藤知佐子先生
7	2019/2/23	第5回 スキルアップセミナー 「シミュレーション教育に活用できるファシリテーションスキル」 講師：万代康弘先生
8	2019/11/17	第6回 スキルアップセミナー 「学生指導や新人教育に活用できるコーチングスキル」 講師：内藤知佐子先生
9	2020/2/22	第7回 スキルアップセミナー 「シミュレーション教育に活用できるデブリーフィングスキル」 講師：万代康弘先生
10	2020/9/12	第8回 スキルアップセミナー 「対応が難しい学生・スタッフへの教育的スキル」（予定） 講師：内藤知佐子先生

3) 卒後プログラム

	日　時	テーマ
1	2018/2/20	第1回 新人看護師シミュレーションセミナー（急変対応）
2	2018/2/21	第2回 新人看護師シミュレーションセミナー（急変対応）
3	2018/9/8	訪問看護師対象　シミュレーション・トレーニング「呼吸アセスメント」
4	2018/9/22	新人助産師対象シミュレーション研修「分娩期に遭遇する産婦への対応と胎児娩出スキルを学ぶ」講師：信友智子先生
5	2019/2/19	第3回 新人看護師シミュレーションセミナー（急変対応）
6	2019/2/20	第4回 新人看護師シミュレーションセミナー（急変対応）
7	2019/9/14	卒後教育プログラム「元気が出る！自信が持てる！指導技術の極意を学ぼう！」
8	2020/3/4	第5回 新人看護師シミュレーションセミナー（急変対応）
9	2020/3/5	第6回 新人看護師シミュレーションセミナー（急変対応）
10	2020/3/13	卒後教育プログラム「シミュレーションで学ぶ今さら聞けない急変対応」
11	2020/3/28	第1回 英語が話せる看護師育成プログラム「シミュレーションで学ぶ医療現場で役立つ英会話入門」

●見学希望は下記メールへご連絡ください。

ai-sim@fukujo.ac.jp

●研修情報はシミュレーション教育センターホームページでご確認ください。

http://www.fukujo.ac.jp/ns/ai-sim/

● 索引

● 執筆者

片野光男

福岡女学院看護大学　学長

　九州大学医学部卒業後、九州大学医学部第一外科入局。1981年米国カリフォルニア大学ロサンゼルス校（UCLA）留学後、1983年佐賀医科大学消化器外科、1999年より九州大学大学院医学系研究科腫瘍制御学分野教授、2008年九州大学病院長補佐、2011年九州大学医学研究院医学研究院長・医学部長。2012年医学研究院附属ヒト疾患モデル研究センター長、2014年医学研究院附属総合コホートセンター長、2015年九州大学名誉教授を経て2015年より現職。

山田小織

福岡女学院看護大学看護学部公衆衛生看護学・在宅看護学領域／准教授

　久留米大学医学部看護学科（看護学学士）修了後、久留米大学病院看護師、福岡県宮若市（旧若宮町）保健師、西南女学院大学保健福祉学部看護学科助手、福岡大学医学部看護学科助教・講師として勤務。この間、福岡教育大学大学院修士課程（教育学修士）、山口大学大学院医学系研究科博士後期課程保健学専攻（保健学博士）を修了し、2014年福岡女学院看護大学講師に着任。2016年より現職。

藤野ユリ子

福岡女学院看護大学看護学部シミュレーション教育学領域／
シミュレーション教育センターセンター長／教授

　産業医科大学医療技術短期大学看護学科卒業後、産業医科大学病院勤務。1999年聖路加看護大学（現聖路加国際大学）大学院修士課程修了後、産業医科大学産業保健学部助手・講師を経て、2008年より九州大学病院看護部にてe－learningやシミュレーション教育を活用した看護師継続教育に携わる。2013年九州大学大学院博士課程修了。2014年福岡女学院看護大学准教授に着任し2017年より現職。

八尋陽子

福岡女学院看護大学看護学部成人看護学領域／教授

　国立療養所南福岡病院（現国立病院機構福岡病院）附属看護学校卒業後、国立病院機構九州がんセンター勤務。岡山大学大学院保健学研究科博士前期課程保健学専攻修了後、福岡県立大学看護学部臨床看護学系成人看護学領域助教、講師として勤務。2014年福岡女学院看護大学准教授に着任し2018年より現職。

福岡女学院看護大学が開発した
「第四の看護教材」
ミッションタウンへようこそ

定価：本体 2,600 円＋税

2020 年 3 月 15 日　第 1 版第 1 刷発行©

編集　　　片野光男

執筆　　　山田小織・藤野ユリ子・八尋陽子

発行　　　株式会社　クオリティケア

代表取締役　鴻森和明

〒 176-0005　東京都練馬区旭丘 1-33-10

TEL & FAX　03-3953-0413

e-mail：qca0404@nifty.com

URL：http://www.quality-care.jp/

印刷　　　株式会社　双文社印刷

ISBN 978-4-904363-83-6

C3047　￥2600E